Abhandlungen

aus dem Gebiete

der

Anatomie, Physiologie

und

Pathologie

von

Dr. Friedrich Rosenthal.

Mit Steintafeln.

Berlin, 1824.
Gedruckt und verlegt
bei G. Reimer.

Vorwort.

Die Beobachtungen, welche ich hier den Freunden der Natur mittheile, sind die Früchte mühevoller Zergliederungen und Forschungen, welche bei manchen Hindernissen und Störungen nur in der Zeit von mehreren Jahren gedeihen konnten. Sie betreffen zum Theil Gegenstände, deren genauere Untersuchung nur durch besonders günstige Verhältnisse und bei dem regsten Eifer im Sammeln herbeigeführet wurden.

Wenn es für den einzelnen Naturforscher bei dem grofsen Umfange unserer Wissenschaft, nicht möglich ist, in die specielle Untersuchung der einmannigfaltigen Naturgegenstände einzugehen, so mufs Er sich um so mehr aufgefordert finden, im Verein mit Andern zu wirken, und sich verpflichtet fühlen, nach möglichen Kräften zur Wissenschaft dasjenige beizutragen, was Ihm Ort und Gelegenheit zur Förderung derselben darbietet.

Seit meinem Aufenthalt in der Nähe der Ostseeküste habe ich daher meine Aufmerksamkeit stets auf die Thiere gerichtet, welche dieser Gegend eigenthümlich sind, oder auch durch das Meer nicht selten aus dem höheren Norden uns zugeführet werden. So gelang es mir nicht allein viele Phokenarten und Seefische, sondern auch mehrere seltenere Meerthiere und Seevögel einer genaueren Zergliederung unterwerfen zu können.

Da die Beschreibung des innern Baues der ersteren sich zu einer ausführlichen Abhandlung eignet, so beschränke ich mich nur auf die Mittheilung der Zergliederung des Schwertfisches, der Chimäre und mehrerer Seevögel, welche, wie ich hoffe, den Zoologen wie Zootomen um so willkommner seyn werden, weil wir bis jetzt keine genügenden Untersuchungen jener Thiere besitzen, und der innere Bau der letzteren eben so wenig genau und vollständig verglichen worden ist. Indessen mufs ich es auch offen gestehen, dafs ich eine so umfassende Vergleichung des Bau's der Seevögel, als ich wünschte, für jetzt nicht habe anstellen können, denn da es, bei der mit grofsen Schwierigkeiten verbundenen Jagd dieser Thiere, oft nur von zufälligen Umständen abhängt, von allen hier vorkommenden Arten zur genauen Untersuchung taugliche Exemplare zu beschaffen, so habe ich nicht einmahl alle Gattungen hier zur Vergleichung bringen können, und muſs es mir daher vorbehalten, die Zergliederung der noch fehlenden Arten künftig nachträglich zu liefern.

Einige andere Gegenstände der vergleichenden Anatomie, welche schon früher in Gelegenheitsschriften abgehandelt wurden, sind hier wieder aufgenommen, und ich fürchte nicht, daſs man mir dies auf irgend eine Weise übel auslegen wird, da jene Schriften nicht zur allgemeinen Kenntniſs des Publicums gelangt sind, und überdies diese Aufsätze, durch manche spätere Entdeckungen bereichert, hier ergänzt erscheinen.

Was die Abhandlungen aus dem Gebiete der pathologischen Anatomie anlangt, so scheinen mir die darin enthaltenen merkwürdigen Thatsachen um so wichtiger, da sie Resultate der Vergleichung einer groſsen Zahl von Leichen sind, und zugleich beitragen, über manchen noch dunklen krankhaften Proceſs uns Aufklärung zu gewähren.

Auch darf hier nicht unerwähnt bleiben, daſs ich die in der Abhandlung über die Sinnesorgane versuchte Deutung der Verrichtung des fünften Nerven schon früher mehreren Freunden und meinen Zuhörern mittheilte. Von dem Beifalll der ersteren aufgemuntert, nehme ich jetzt um so weniger Anstand. meine Ansicht darüber hier ausführlicher zu entwickeln, da bereits einer unserer geschätztesten Physiologen, Herr Treviranus — Biologie B. 6 S. 78 — auf diese Bedeutung des Nerven aufmerksam gemacht hat.

Endlich mufs ich noch im Betreff der Form bemerken, dafs wenn gleich mehrere Aufsätze sich zur Aufnahme in unsern Zeitschriften eigneten, ich es dennoch für zweckmäfsiger hielt, sie hier in einem eignen Bändchen zusammen dem Publicum zu übergeben, weil ich mich überzeugt habe, dafs bei der mit jeder Messe steigenden Zahl dieser Schriften, der Gelehrte die darin zerstreuten Aufsätze seines speciellen Fachs kaum beachten kann.

Inhalt.

Miscellen aus der pathologischen Anatomie.

Ueber die äuſseren Sinnesorgane überhaupt, und über das Geruchsorgan der Sepien insbesondere.

Die Erregung unserer äuſseren Sinne verschafft uns klare Vorstellungen von gewissen Eigenschaften der Körperwelt, deren wir durch keine Reizung eines andern Organs theilhaftig werden. Die Bedingungen dieser eigenthümlichen Empfindungen befriedigend zu bestimmen, war von jeher das schwierigste Problem, welches die Physiologie zu lösen hat, da sie sich weder aus der Beschaffenheit der Nerven, noch aus dem Bau der Organe allein genügend erklären lassen. Indessen kann es wohl nicht in Zweifel gezogen werden, daſs der isolirte eigene Nerve, der zu jedem Sinnorgan hingeht, ein wesentliches Erforderniſs zur Hervorbringung der sinnlichen Vorstellung ist, da mit Verletzung desselben diese aufhört. Daſs diese specifike Empfindung aber vom Nerven allein abhängig sey, findet jedoch um so gröſseren Widerspruch, da nach genauen Untersuchungen die Nerven zu wenig von einander unterschieden sind, um solche eigenthümliche Wirkungen hervorbringen zu können. Alle Verschiedenheiten, welche an den Sinnes-Nerven wahrgenommen werden, lassen sich auf die Cohärenz ihrer Fasern, den Ort ihres Ursprungs im Gehirn und auf die Ausbreitung ihres peripherischen Endes zurückführen. Die Cohärenz ist in den einzelnen Nerven nie beständig, und bei verschiedenen Subjecten mehr oder minder abweichend. Sie würden diesemnach immer Verschiedenheit der Empfindung bedingen müssen. Der Ort des Ursprungs kann bei der Gleichheit des Hirnbaus und der Einheit seiner Function eben so wenig diese Verschiedenheit begründen. Mehr scheint die Ausbreitung der peripherischen Enden zur Hervorbringung dieser Empfindungen geeignet, in sofern wir hierin bedeutende Verschiedenheiten bemerken, so dafs sie bei einigen sich als Nervenhaut, bei andern als Pinsel oder Papillen darstellt; allein auch hierin finden wir in manchen dieser Nerven, z. B. beim Hör- und Sehnerven, Geruchs- und Geschmacknerven wieder eine so grofse Aehnlichkeit der Bildung, dafs hiernach die bedeutenden Abweichungen ihrer Functionen nicht erklärbar werden. Jedoch ist unleugbar diese verschiedene Bildung des Nervenendes Bedingung der Möglichkeit der eigenthümlichen Sensation, zur Hervorbringung derselben aber ist ein Organ, wodurch die einwirkenden Körper modificirt zu einem eigenthümlichen Reiz werden, nothwendig. Jeder Sinn fordert also einen eigenen Nerven und ein eigenthümlich gebildetes Organ, und daher finden wir auch eben so viele Sinnesorgane, als bestimmt verschiedene

Eigenschaften der Körperwelt zu unseren Vorstellungen gelangen.

Da mit der Function dieser Organe das höhere sensorielle Leben seine Wirksamkeit erhält, so ist die höhere oder geringere Selbständigkeit ihrer Wirkung mit der mehr oder minder vollkommenen Ausbildung dieser Organe für das Leben des Thiers von höchster Bedeutung und von unverkennbarem Einfluſs auf den ganzen Organismus. Obgleich sie zwar in ihrer eigenthümlichen Bildung, mit einem eigenen Nerven versehen, als geschlossene Ganze mehr als andere Organe sich in ihrem selbständigen Leben zu behaupten vermögen, so sind sie doch auch wegen ihres innigen Zusammenhangs mit dem Organismus, dem sie angehören, in steter Wechselwirkung, und daher nicht bloſs für das sensorielle Leben, sondern auch für die gesammte Function des Organismus bestimmend und, wenn gleich weniger als andere Organe, vom Leben des Ganzen abhängig. Daher bemerken wir nicht selten, daſs bei allgemeinen Krankheiten oder beim Leiden eines entfernten Organs, die Sinne in ihrer Function mehr oder weniger gestört werden, z. B. entstehen bei Dyscrasien Veränderungen der Hornhaut und der Linse, bei abnormem Reize im Darmkanal Erweiterung der Pupille, bei Leiden des Unterleibs, Störung der Function des Gehörs u. dergl.

Noch deutlicher wird diese genaue Verbindung aus der Herrschaft, welche die Sinne bei ihren Verrichtungen auf den gesammten Körper, und besonders auf das Gemeingefühl ausüben. In einem höheren Grade geschieht dies bei der Affection des Geruchs- und Geschmacks-Organs, so daſs die hierauf angebrachten Reize allein schon in einem asphyctischen Zustand den Körper zu beleben vermögen. Auch bei den übrigen Sinnen ist diese Neben-Wirkung ihrer Thätigkeit nicht zu verkennen. Ein hübsches Farbenspiel bringt nicht weniger als die Musik angenehme Gefühle hervor: sie heben nicht selten das lästigste Gefühl von Unbehaglichkeit, und machen selbst Schmerzen vergessend.

Diese stete Wechselwirkung, welche die Sinnesorgane bei dem innigen Zusammenhang mit den übrigen Theilen des Körpers ausüben, würde ungeachtet ihrer höheren Selbständigkeit leicht für ihre eigenthümliche Function, und mithin auch für das höhere sensorielle Leben störend werden, wenn sie nicht ohne Theilnahme ihrer inneren eigenthümlichen Sinnesthätigkeit vermittelt würde. Wenn nun gleich alle Theile, aus denen das Sinnesorgan zusammengesetzt ist, zur Wirkung desselben nothwendig erfordert werden, so sind einige doch mehr zur Vermittelung dieser Wechselwirkung geeignet, nämlich diejenigen, welche zum Leitungsapparate des äuſsern Einflusses dienen, und die sich daher zu dem Perceptions-Apparate gleichsam wie äuſsere Theile verhalten. In diesen verzweigen sich eigene Nerven und Gefäſse, und hierdurch bilden sie sich zu eigenen, von jenen geschiedenen, Organen aus. Man hat diese Nerven mit Recht als Hülfsnerven der Sinne betrachtet, jedoch ihre Function weder in näherer Beziehung zur Sinnes-Empfindung, noch mit gehöriger Schätzung ihres Einflusses auf das Leben des Thiers überhaupt klar gedeutet.

Unstreitig sind diese Nerven *(rami nervi trigemini)* Hülfsmittel zur Hervorbringung der eigenthümlichen Sinnes - Empfindungen, denn da sie in jedem Sinne den Leitungsapparat mit Zweigen versorgen, so sind sie bestimmend für die Erregbarkeit dieser Organe, und Bedingung des eigenthümlichen Lebens und der zweckmäfsigen Function derselben, mithin sind sie auch Ursache, dafs der äufsere Einflufs eine der eigenthümlichen Empfindung entsprechende Erregung des Sinnesnerven hervorbringe.

Aufser dieser für die Sinnesfunction nothwendig erforderlichen Wirksamkeit sind diese Nerven durch ihren innigen Zusammenhang mit dem Ganglionsystem, durch die Verbindungen ihrer Aeste mit einander und mit anderen Nerven vorzüglich geeignet, die Wechselerregung zwischen den Sinnen und dem Körper zu vermitteln. Höher wird ihre Bedeutung für diese Nervenfunction noch dadurch, dafs alle ihre Aeste von einer Nervenmasse (*Gangl. Gasseri*) ausgehen, die, indem sie von der *Medulla oblongata* entspringt, und durch ihre ausstrahlenden Nerven mit dem *Sympathicus magnus* und mit fast allen Nerven des Gehirns und Rückenmarks zusammenhängt, als Vereinigungspunct dieser Nerven dient, der für die Nervenwirksamkeit der vegetativen Sphären eben so wichtig ist, als das höhere Central-Organ — Gehirn und Rükkenmark — für das gesammte Nervensystem. Klarer ergiebt sich diese Bedeutung dieser Nervenmasse, wenn man das Verhalten derselben auf der Stufenreihe der Thiere mit Aufmerksamkeit verfolgt.

In der Classe der Säugethiere finden wir schon, mit Abnahme des höheren Central-Organs des Nervensystems, diese Masse verhältnifsmäfsig mit allen ihren Aesten wachsen, und dieselben in einigen Organen den eigentlichen Sinnesnerven an Gröfse überwiegend. In den Wirbelthieren der niedrigsten Stufe, in den Fischen hängen sogar ihre Aeste mit dem Gehörnerven *) innig zusammen, und zugleich gelangt sie hier zu einem noch höheren Vereinigungspunct für die Nervenwirksamkeit, indem sie auch mit dem Kiemennerven innig verschmelzt. In den wirbellosen Thieren verschwindet das höhere Central-Organ des Nervensystems ganz, statt desselben erscheint das Kopfganglion allein, welches hier als Central-Organ dient, und als solches für diese niedrigste Stufe des Nervensystems noch deutlicher in seiner eigenthümlichen Wirksamkeit hervortritt, als in den unteren Wirbel-Thieren.

Da indessen diese Annahme der fast bei allen Naturforschern geltenden Meinung entgegen ist, nach welcher den wirbellosen Thieren der ersten Ordnungen wenigstens ein Gehirn zugeschrieben wird, so ist es um so nothwendiger, diesen Punct noch klarer zu beleuchten, und unsern Widerspruch durch ausführlichere Beweise zu begründen.

---

*) Höchst wahrscheinlich wird auch bei einigen Säugethieren der Mangel einiger Sinnesnerven durch diese Aeste ersetzt. Denn im Delphin ist bis jetzt eben so wenig die Existenz des Geruchsnerven wie im Maulwurf die des Sehnerven erwiesen. Bei dem letztern habe ich mich durch eigene Untersuchung überzeugt, dafs nur Fädchen vom *Trigeminus* zum kleinen Auge hingehen.

Bei den höheren Thieren, in denen ein vollkommenes Gehirn und ein mit diesem zusammenhängendes Ganglion-System angetroffen wird, bekömmt jedes Sinnes-Organ zwei verschiedene Nerven, nämlich den eigenen Sinnesnerven und den Hülfsnerven, und hiemit ist, wie wir vorhin erwähnt haben, das Sinnorgan in ein inneres und äufseres zerfällt, wodurch seine doppelte Wirksamkeit sowohl auf das höhere sensorielle, als auch auf das gesammte Nervenleben bedingt ist. Bei den wirbellosen Thieren geht nur ein Nerve zum Organ hin; der Bau desselben ist höchst unvollkommen, und es gleicht hierin mehr dem Leitungsapparat, oder den äufseren Organen der Sinne in den höheren Thieren. So z. B. besteht beim Krebse das Geruchsorgan nur aus einer der unteren Muschel der höheren Thiere analogen Schaale, und das Gehörorgan desselben Thiers stellt nur eine Trommelhöhle dar. Selbst bei den vollkommneren Thieren dieser Reihe, den Cephalopoden, sind die Sinnesorgane denen der höheren Thiere zwar ähnlicher, indessen ist auch hier nur die Bildung der vollkommneren äufseren Organe nachgeahmt. Es erhalten diese unvollständigen Organe hier, wie der Leitungsapparat der Sinnesorgane in den höhern Thieren, auch nur Aeste von dem *Trigeminus*, oder dem sogenannten Hülfsnerven.

Noch deutlicher spricht für unsere Annahme die Bildung des ganzen Nervensystems bei diesen Thieren, und besonders die Vertheilung der Aeste, die aus diesem Kopfganglion hervorgehen. Das ganze Nervensystem besteht hier nur aus der Ganglionkette die mehr oder weniger vollständig bei den verschiedenen Thieren dieser Reihe ausgebildet erscheint. Bei denjenigen dieser Reihe, denen analoge Sinnesorgane verliehen sind, ist diese Nervenmasse vorhanden, und richtet sich in ihrer Bildung nach der vollkommneren oder wenig vollkommneren Ausbildung der Sinnorgane, so daſs sie entweder bei mehr ausgebildeten Sinnesorganen zu diesen verbraucht erscheint, oder im entgegengesetzten Fall mehr der vegetativen Nervenfunction gewidmet ist, wo sie dann entweder in einen Nervenast übergeht, der mit dem groſsen an der Wirbelsäule herabsteigenden Nervenstrang des Sympathicus der Wirbelthiere übereinkömmt, oder in einen knotigen Nervenstrang, wie beim Krebse, vorläuft, welcher der *Medulla spinalis* ähnlich ist, und durch seine Knoten deutlich als Analogon dieses Theils bezeichnet wird. Bei den niederen Thieren dieser Reihe, wo die Sinnesorgane gar nicht vorhanden sind, ist das Kopfganglion und dieser Medullarstrang ganz verschwunden, und nur der Abdominaltheil mit seinen Knoten zurückgeblieben. Was den Abgang der Nerven aus diesem Ganglion anlangt, so kommen diese hierin mehr mit den Aesten des *Trigeminus*, als mit dem Ursprung und Verlauf der verschiedenen Sinnesnerven überein. Der durch seine Gröſse ausgezeichnete Augenast entsteht zuerst, und von diesem geht meistens der kleinere Nasenzweig ab; aus den hintern Aesten kommen die Ohrzweige, und dann die übrigen in unbestimmter Ordnung hervor.

Wenn wir nun noch mit diesen verschiedenen Bildungsstufen die constant parallel laufenden Phänomene des Lebens vergleichen, so können wir hoffen, über die Wirksamkeit dieser Nerven ein Licht zu verbreiten, wodurch jeder Zweifel an der Richtigkeit unserer Deutung beseitiget werden dürfte. Wenn auf den höheren Thierstufen diese Nervenwirksamkeit, wegen des Vorherrschens der Gehirnthätigkeit, der sie untergeordnet wird, zwar schwieriger zu unterscheiden ist, so kann sie doch auch hier, im Gefolge der Sinnesfunction, deutlich erwiesen werden.

Alle Vorstellungen, welche der Mensch unter gleichen Umständen und bei gleicher gesunder Beschaffenheit seiner Sinne erhält, bleiben sich gleich — er unterscheidet zu jeder Zeit süfs und bitter, den Duft der Rosen von dem der andern Blumen — und ungeachtet dieser unveränderten Empfindungen werden dadurch zu verschiedenen Zeiten und bei verschiedenen Menschen doch ganz ungleiche Grade des angenehmen, oder unangenehmen Gefühls erregt: scharf gewürzte Speisen werden von den milderen und süfsen im Geschmack sehr wohl von jedem gesunden Menschen unterschieden, und bringen gleiche Sinnesempfindungen hervor, jedoch bewirken sie bei verschiedenen Menschen ganz verschiedene Grade des behaglichen Gefühls. Diese Aeufserungen des Gemeingefühls beruhen weder auf der unmittelbaren Wirkung des Sinnesnerven, noch auf dem Einflufs des Sensoriums, denn alsdann müfsten mit jedem veränderten Gefühl auch Verschiedenheiten in den eigenen Sinnes-Empfindungen vorkommen. Sie lassen sich nur aus der zu jeder eigenthümlichen Sinnesempfindung nothwendig erforderlichen Spannung des

Hülfsnerven erklären. Da nämlich zur Erregung einer jeden vollkommenen Sinnesempfindung eine angemessene Erregbarkeit aller Theile des Organs nöthig wird, so muſs die ungleiche negative oder positive Spannung des Hülfsnerven, während der Sinneseindruck geschieht, nicht allein für die Sinnesfunction überhaupt, sondern auch für das Nervenleben der Organe, in denen er sich mit seinen Zweigen verbreitet, von vorzüglichen Folgen seyn. Deutlich wird dies besonders in Krankheiten, in denen diese abnormale Spannung von dem Ganglionsystem ausgeht. Eine angebrannte Feder erregt bei allen gesunden Menschen gleiche Geruchsempfindungen, die zu verschiedenen Zeiten mit sehr verschiedenen Gefühlen verbunden sind. Fast allgemein machen sie einen höchst widerlichen Eindruck; dagegen sind sie dem hysterischen Weibe höchst angenehm. Dies ist ferner bei jeder heftigen Reizung des Sinnesorgans, wodurch eine abnormale Spannung dieses Nerven hervorgebracht werden kann, nicht zu verkennen, weil hierdurch fast ausschlieſslich nur die Function der Organe des Ganglionsystems verändert wird. So wird bei einem plötzlichen heftigen Eindruck, z. B. beim Anblick eines ungewöhnten überraschenden Gegenstandes Schauer, Herzklopfen, und der *Motus peristalticus* des Darms in einem heftigen Grade, und durch manche Gerüche Ekel bis zum Brechen erregt.

Bei den unteren Stufen der Wirbelthiere, in denen die Gröſse dieses Nerven im Verhältniſs zu den Sinnesnerven und dem Gehirn sehr zugenommen hat, tritt auch seine Wirkung deutlicher hervor; das Thier wird mehr durch die im Gefolge der Ausübung seiner Sinnesfähigkeit entstehenden Gefühle erregt, so dafs es beim Aufsuchen seiner Nahrung hierdurch geleitet wird, das nützliche zu finden und das schädliche zu vermeiden; dagegen der Mensch bei erwecktem angenehmen und unangenehmen Gefühl mehr unterscheidet, und mit Freiheit seinen Trieben und Neigungen folgt.

In den wirbellosen Thieren, in denen das Gehirn ganz verschwindet, und diese Nerven als ein abgeschlossenes System unabhängig von der höheren sensoriellen Function wirksam erscheinen, ist die ihnen zugeschriebene Thätigkeit noch deutlicher zu erkennen.

Diese Thiere, des eigenen Sinnesnerven und des vollkommnen Sinnesorgans beraubt, sind zwar keiner so vollkommnen Sinnesempfindung fähig, als die höheren Thiere, jedoch ist nicht zu läugnen, dafs sie für Reize eigener Art empfänglich sind, denn es giebt Erscheinungen, die unstreitig erweisen, dafs sie vom Lichte, vom Schall und von riechenden Stoffen afficirt werden. Dies läfst sich auch sehr wohl aus der Einrichtung ihrer Organe erklären, denn da dieselben — selbst diejenigen, die hier vollkommner gebildet erscheinen, wie z. B. das Auge — das Gepräge der äufseren Organe der Sinne höherer Thiere an sich tragen, so sind sie zwar nicht fähig, den äufsern Einflufs zu einem vollkommnen sinnlichen Ausdruck zu gestalten, jedoch eignen sie sich hierdurch, einen eigenthümlichen Reiz aufzunehmen.

Durch diese Reize, die durch die stufenweise Verschiedenheit der Einrichtung ihrer Organe bei den verschiedenen Gattungen bestimmbar sind, entstehen nur gewisse, bei der grofsen Mannigfaltigkeit der Eindrücke unveränderlich bleibende einförmige, von der Einrichtung der einzelnen einfacheren Sinnesorgane abhängige Empfindungen. Auf diese Weise sind die Thiere nur für die Einflüsse empfänglich, die ihrer Lebensweise besonders entsprechen und sie bei Befriedigung ihrer Lebensbedürfnisse nicht irre leiten. Daher wird die Biene nur von dem Nectarium der Blume, der Mistkäfer vom Mist, die Schmeifsfliege vom faulen Fleische, die Grille zur Zeit der Begattung vom Ton ihres Gatten angelockt. Dafs diese Erscheinungen nicht aus der Quelle eines höheren Nervenlebens abzuleiten sind, erhellet daraus, dafs das Thier diesen Eindrükken ohne Erfahrung sogleich nach seiner Geburt folgt, und sowohl das zu seiner Erhaltung Dienliche findet, als das Schädliche vermeidet. Da diese Eindrücke auf einen Nerven geschehen, der in der vegetativen Sphäre wurzelt, so erregen sie auch nur solche Organe, die dieser angehören, und dadurch entstehen alle diejenigen Erscheinungen, die wir in den sogenannten Kunsttrieben der Thiere bewundern, und die, obgleich sie von manchem Naturforscher als Resultat einer höheren Verstandes-Thätigkeit gedeutet worden sind, sich nur allein als unmittelbare Wirkung dieser Reize auf das Gemeingefühl, wodurch dasselbe, wie durch den Einflufs der Wärme, des Hungers und des Durstes, zu einer der Natur dieser Thiere angemessenen Thätigkeit bestimmt wird, erklären lassen.

Wenn ich hier nur klarer zu deuten versucht habe, was schon von einigen Naturforschern geahnet ist, so hoffe ich, dafs competente Richter diese Ansicht ihrer Aufmerksamkeit und Beurtheilung nicht unwerth halten mögen, und ich werde mich freuen, wenn künftige reichere Erfahrungen sie bestätigen möchten.

Mir gewährt diese Untersuchung wenigstens die Ueberzeugung, dafs bei keinem wirbellosen Thiere irgend ein Sinnorgan zu einer vollkommneren Bildung, als zu einem, den äufsern Organen der Sinne in den höheren Thieren entsprechenden, Gepräge gelangen könne.

Mit dieser Ueberzeugung versuchte ich das Geruchsorgan bei dem Cephalopoden zu erforschen, und fand mich in meiner Erwartung nicht getäuscht. Es besteht hier nämlich nur aus einer einfachen, muschelförmig gewölbten Schleimhautfalte, welche innerhalb der Hornkiefer an der Zunge liegt. Da bisher von keinem Naturforscher dies Organ in diesen Thieren wahrgenommen worden ist, obgleich aus mehreren Erscheinungen die Geruchs-Empfindung derselben sich erweisen läfst; so halte ich es nicht für überflüssig, meine Untersuchungen hier ausführlich mitzutheilen, um zugleich dasjenige zu ergänzen, was ich schon in einer früheren Abhandlung *) über diesen Sinn bei andern wirbellosen Thieren bekannt machte. Ich werde hier dieses Organ beschreiben, wie ich es in dem Dintenfisch (*Sepia officinalis*) fand, wobei es jedoch der Verständlichkeit wegen nöthig seyn wird, vorher alle zum Maule gehörigen Theile

---

*) Reil's Archiv für Physiologie Bd. 10. St. 3.

durch eine genauere Zergliederung zur Kenntnifs zu bringen.

Das Maul liegt in der Mitte der Füfse, und besteht aus einer kugligen Fleischmasse, von einer am Rande gezahnten Hautfalte umfafst, welche die Stelle der Lippen vertritt. Innerhalb dieser Lippenhaut liegen die beinahe einem Papagey-Schnabel ähnlichen Kiefer, die aus einer braunen Hornsubstanz bestehen, von denen der untere gröfsere und stark gekrümmte den obern, bei nicht geöffnetem Maule, einschliefst. Am vorderen Theil bilden die Hornblätter beider Kiefer eine tiefe Aushohlung, in der eine dicke Fleischmasse liegt, woran diese Hornschalen so innig befestigt sind, wie bei den Vögeln der Hornüberzug an dem knöchernen Schnabel. Diese Fleischmasse, welche wie eine Kappe das Ganze umfafst, besteht aus einem dichten Gewebe, mit dem mehrere einzelne, vom Knorpelringe der Füfse aufsteigende Muskelbündel sich vermischen, die zur Bewegung dieser Fleischkugel, besonders zur Oeffnung und Schliefsung dieser Hornkiefer dienen.

Nachdem man die Kiefer stark auseinander gezogen hat, bemerkt man aus dem Grunde der Maulhöhle einen starken Fleischhügel hervorragen, der vorne und unten von einer mit Stacheln versehenen Hornlamelle bedeckt ist, und oben von zwei Fleischlappen umgeben wird. Zwischen diesen befindet sich eine tiefe Rinne, die zur Oeffnung der Speiseröhre führt. Dieser grofse Fleischhügel, der am untern und hintern Theil der Maulhöhle befestiget ist, und dieselbe fast ganz ausfüllt, ist viel zusammengesetzter, als er aufsen *) erscheint, und zeigt einen weit verwickelteren Bau als die einfache Zunge, wofür ihn sowohl Swammerdam als auch Cuvier halten. Er ist hinten breit und dick, sein vorderer nicht befestigter Theil steigt schnabelförmig aufwärts, und wird von dem mit Stacheln versehenen, breiten Theil der Hornlamelle bedeckt. Der obere flächere Theil dieses Körpers, der sich mit den Schlundlippen verbindet, hat vor den Fleischlappen, die nicht bis zur Spitze reichen, eine Vertiefung, über welcher ein langer grätenartiger Fortsatz der Hornlamelle, der sich aufwärts und rückwärts krümmt, in den Fleischhügel eindringt. Der ganze Fleischkörper wird von einer dünnen Fleischhaut bedeckt, die oben vor den Schlundlippen gleichsam eine klappenartige Duplicatur bildet, von der sie sich bis zur Vertiefung umbeugt, und mit dem Fortsatz der Hornlamelle in die Fleischmasse eingehet. Der übrige Theil derselben umgiebt die inneren gleich zu beschreibenden Theile dieses Körpers überall so locker, wie der Herzbeutel das Herz, und befestiget sich vorne am Rande des breiten umgebogenen Theils der Hornlamelle. Zu dem langen Fortsatz der Hornlamelle gehen ein Paar starke Muskeln, die aus dem inneren hinteren Theil des Fleischkörpers entspringen, und sich an die Seite dieses Fortsatzes ansetzen. Durch diese Muskeln, wie auch durch die Fleischfasern, welche die mit dieser Lamelle innigst verbundene Fleischhaut bekömmt, kann dieses

---

*) Vergl. Cuvier mémoires pour servir à l'histoire et à l'anatomie des mollusques. à Paris 1817. 4. Pl. III. Fig. 5.

Hornblatt in seiner Lage bedeutend verändert werden, so daſs die Stacheln derselben entweder aufgerichtet oder niedergedrückt werden. Hierdurch wird auch die ganze Fleischhaut gespannt, und die erwähnte vor den Schlundlippen liegende Vertiefung mehr geschlossen oder erweitert. Es ist daher zu vermuthen, daſs die Hornplatte nicht bloſs zur Festhaltung der Nahrungsmittel diene, sondern auch zur Erregung der Geruchsempfindung viel beitrage, indem sie mit Aufrichtung ihrer Stacheln den Riechstoffen, womit die Nahrungsmittel geschwängert sind, den Eingang zum tiefer gelegenen Geruchsorgan öffnet. Dieses Organ, welches den ganzen innern Raum der Fleischhaut ausfüllt, besteht aus einer dicken festen Fleischschale, die kappenartig den langen Fortsatz der Hornlamelle umgiebt, und sich mit ihrem dicken aufwärts gerichteten Rande nach innen umrollt. Hinten sind die Ränder dieser Kappe dicker, und hängen mit der Fleischmasse der Hornkiefer zusammen, vorne liegen sie ganz frei. Da nicht allein mehrere Gefäſse, sondern auch bedeutende Nervenzweige, die aus dem obern an der Speiseröhre liegenden Ganglion kommen, sich in diesen Theilen ausbreiten, so ist es höchst wahrscheinlich, daſs dieselben zum Geruchssinn dienen. Wenn für diese Annahme ferner noch die Analogie mit der Form dieses Sinnesorgans bei den übrigen Thieren dieser Reihe sprechen dürfte, so mögte dagegen doch, wegen der ungewöhnlichen Lage desselben, Zweifel erhoben werden können, da dies Organ (soweit es bis jetzt bekannt ist) bei keinem Thiere in dem Unterkiefer angetroffen wird. Allein erwägt

wägt man, daſs in der Lage der Organe überhaupt so groſse Verschiedenheiten herrschen, daſs darin selbst bei einer Art bedeutende Abweichungen vorkommen, so ist dieser Einwurf von geringer Erheblichkeit. Ueberdies ist diese Lage wirklich allgemein übereinstimmend mit der, welche dies Organ bei den übrigen im Wasser lebenden Thieren hat, wenn man sie ohne Beziehung auf einzelne Körpertheile des Thiers betrachtet. Alle Wasserthiere, die ohne Mitwirkung der Respirations-Organe der Geruchs-Empfindung fähig sind, empfangen den mit Riechstoff geschwängerten Wasserstrom unwillkührlich, und zu dem Ende ist das Organ aufwärts gerichtet, damit das darüber flieſsende mit diesen Stoffen geschwängerte Wasser die empfindliche Fläche des Organs desto inniger bespülen könne.

Diese innigere Benetzung des Organs mit dem Riechstoffmedium, wird vorzüglich durch den Bau und die Beweglichkeit der Hornlamelle befördert, denn, indem diese ihre, wie ein Gitter zusammengelegten, Stacheln beim Festhalten der Nahrungsmittel gleichsam aufschlieſst, wird der Nahrungsstoff mit dem zugleich eindringenden Wasser gegen die mehr geöffnete, oben erwähnte Vertiefung gepreſst, und hierdurch auf längere Zeit mit dem Organ in Berührung gebracht.

Die genaue Verbindung dieses Organs mit der Zunge, scheint für die Meinung des Hrn. Dr. Carus zu sprechen, nach der bei allen im Wasser lebenden Thieren die Erregung des Geruchs auf ganz gleichen Bedingungen beruht, wie die des Geschmacks. Allein es läſst sich wohl auch nicht leugnen, daſs unter gleichen Bedingungen der Einwirkung ein gleiches Medium durch ein eigenthümliches Organ so modificirt werden könne, daſs es eine eigenthümliche Empfindung hervorzubringen fähig wird; weil nicht das Medium, sondern die Beschaffenheit des Organs die Verschiedenheit der Sinnesempfindung begründet. Hieraus werden ja auch nur die mannigfaltigen Empfindungen, die das in der Luft lebende Thier durch seine Sinne unterscheidet, erklärbar.

Ueber die äufseren Bedeckungen des Auges *).

Das Auge gehört zu den früh gebildeten Organen, welches mit seiner vollkommneren Entwickelung an die vollkommnere Ausbildung des Gehirns geknüpft ist. Dadurch wird es für das Nervensystem von hoher Bedeutung, indem es gleichsam der Spiegel ist, durch den sich das höhere Nervenleben bildlich darstellt. Die Betrachtung des Auges ist daher auch höchst fruchtbar für Physiognomik und Pathognomik, und die genaueste Erforschung des Baues desselben auf der Stufenreihe der Thiere bis zum Menschen für die Physiologie von höchstem Interesse.

Mit den Abstufungen der Entwickelung der inneren Theile des Auges läuft die Bil-

*) Manche von den hier beschriebenen Theilen sind in einer kleinen Schrift: Blumenthal Diss. de externis oculorum integumentis imprimis de membrana nictitante quorumdam animalium. Berolini 1812 — die ohne mein Wissen in den Buchhandel gekommen ist, ausführlicher abgehandelt. Da derselben die Abbildungen der meisten hier erwähnten Theile beigefügt sind, so werde ich in diesem Aufsatze, der einen Auszug des Hauptsächlichsten jener Abhandlung mit einigen Zusätzen liefert, darauf hinweisen.

dung der äufseren Bedeckungen, die wie ein Kelch die zur schönen Blume entfalteten zarten Häute umfafst, parallel; jedoch sind diese Theile nicht blofs Mittel zum Schutz für das Organ, sondern wesentliche Erfordernisse zur Ausübung der Function desselben, daher auch der Aufmerksamkeit und einer genaueren Untersuchung um so mehr werth.

Im Menschen sind mit dem verwickelten innern Bau des Auges die Decken desselben weit vollkommner als bei den Thieren. Eine vollkommen knöcherne Pyramidal-Höle nimmt das Organ auf, zwei sehr bewegliche Hautfalten bedecken dasselbe vorne, und diese sind so gebildet, dafs sie die zum deutlichen Sehen nöthigen Lichtstrahlen zum Auge zulassen, aber auch dieselben ganz abhalten können. Zu diesem Zweck sind diese Falten (*palpebrae*) mit eigenen Muskeln versehen, und an ihren Rändern mit Haarchen (*cilia*) besetzt, auch erhalten sie zwei steife flache Knorpel, wodurch die dichtere Verschliefsung möglich wird.

Der Kreismuskel (*Musc. orbicularis palpebr.*) der nicht allein von dem innern Augenliedband, sondern auch mit mehreren Fasern von der Gräthe des Thränenbeins *) entsteht, und mit concentrischen Fasern um die Augenliedspalte herumläuft, dient nicht blofs zur Verschliefsung der Augenlieder, sondern auch zur Verkürzung der Spalte, indem er die Knorpel gegen den innern Winkel zieht.

*) Von wenigen Anatomen ist dieser Ansetzungspunct beobachtet, und der Verlauf dieser Fasern richtig beschrieben, obgleich dies für die Bewegung der Augenliedknorpel doch von grofser Wichtigkeit ist. Vergl. meine chirurgische Anatomie. S. 49. 52.

Es werden bei der Weichheit der Haut die Augenlieder durch Hülfe dieses Muskels leicht gefaltet, und beim sogenannten Blinzen so gestaltet, daſs sie die zur Entwerfung eines deutlichen Bildes hinderlichen überflüssigen Lichtstrahlen leicht abhalten können, wobei überdies die Augenbraunen und die Wimper nützlich sind.

In den Säugethieren sind diese Hautfalten steifer, und daher weniger beweglich, selbst in den Affen, in denen sie bis auf geringe Verschiedenheit in der Form des *Tarsus* in ihrer Bildung mit den menschlichen überein kommen, sind sie nur aufwärts und abwärts verschiebbar. Auch finden sich nur bei wenigen Thieren gegen den äuſsern Augenwinkel Augenwimper. Als Ersatz dieser unvollkommenen Augenlieder ist im vordern Augenwinkel ein drittes Augenlied angebracht, wodurch fast das ganze Auge bedeckt werden kann. Es besteht aus einer Verdoppelung der Bindehaut, in der ein steifer flacher, gegen die Wölbung des Auges etwas ausgehöhlter Knorpel *) enthalten ist, der in den verschiedenen Thieren von verschiedener Form und Gröſse angetroffen wird. Gewöhnlich ist er von ovalem Umfange, verschmälert sich gegen den freien Rand der Haut, und spaltet sich hier in zwei Reife, die den äuſsersten Rand dieser Haut bilden.

Zur Bewegung dieser Haut dienen Muskelfasern **), die von unten aus dem vordern

---

*) Blumenthal Diss. Fig. 3. vom Ochsen, Fig. 4. vom Hunde, Fig. 5. vom Pferde, Fig. 6. vom Hirsch, Fig. 7. vom Haasen.

**) A. O. Fig. 1. und 2. vom Hunde.

Theil der Augenhöhle kommen, über die äufsere Fläche des Nickhautknorpels, wie eine breite dünne Binde fortlaufen, und dann zur Rolle des obern schiefen Muskels heraufsteigen. Hier scheinen einige Fasern desselben mit denen des Aufhebmuskels des obern Augenliedes zusammenzuhängen.

Aufser Perrault *) und P. Camper **), die diesen Muskel im Elephanten fanden und beschrieben, erwähnt kein Anatom desselben, und selbst Cuvier ***) spricht allen Thieren diesen Muskel ab. Vorzüglich merkwürdig sind die Augenlieder im Seehunde. Hier bilden sie eine schmale Hautwulst um das Auge, in welche vier, mit den vier geraden Augenmuskeln aus dem Grunde der Augenhöhle entstehende, breite Fleisch-Fascikel übergehen, die, indem sie sich mit ihren Fasern in dieser Haut verflechten, einen Ring bilden, wodurch sie bei ihrer Zusammenziehung auf die Zurückziehung dieser Hautfalte in allen Puncten wirken können. Die Nickhaut dieser Thiere ist von bedeutender Gröfse. Sie erhält zu ihrer Bewegung ebenfalls starke Muskelfasern, die von den erwähnten zur Spannung des Augenliedringes dienenden Muskeln abgehen.

Zur Beförderung der Schlüpfrigkeit dieses grofsen innern Augenliedes finden wir bei allen Thieren statt der *Caruncula lacrymalis*

---

*) Abhandlungen zur Naturgeschichte der Thiere und Pflanzen, Bd. 2. S. 318.

**) Description anatomique d'un elephant. Paris 1802. p. 45.

***) Vorlesungen über vergl. Anatomie übers. v. Meckel, 2r Thl S. 432.

eine sehr grofse Drüse *) (*Glandula Harderi* **). Sie nimmt den untern Theil des Nickhautknorpels ein, und ist mit einem oder zweien Ausführungsgängen versehen, die sich an der innern Fläche nahe am Rande der Nickhaut öffnen.

Noch unvollkommner als die Hautdecken ist die Augenhöhle in den Säugethieren. Bei den meisten fehlt der ganze untere hintere Theil, so dafs die Augenhöhle mit der Schläfengrube zusammenkömmt. Als Ersatz dieses Ausschnitts finden wir bei allen Thieren eine starke sehnigte, mit Fleischfasern versehene Haut ***), welche die ganze untere hintere Wand der Augenhöhle, worauf das Auge mit seinen Muskeln ruht, bildet.

In den Vögeln wird das verhältnifsmäfsig grofse Auge in eine sehr flache Augenhöhle aufgenommen, und ragt daher mit einem Theil über den vorderen Rand derselben hervor. Dieser Theil des Auges wird von einem aus mehreren Knochenschuppen gebildeten Ring umfafst, und vorne von drei Hautfalten bedeckt, von denen die untere gewöhnlich die obere an Gröfse übertrifft. Die Ränder sind etwas aufgeworfen, und bei dem Geyer und Straufs mit langen fast haarartigen Federn besetzt, auch findet man in der unteren einen flachen fast schildartigen Knorpel.

---

*) Abbild. Fig. 8. vom Ochsen.

**) Jacob Harder entdeckte diese Drüse im Hirsch — Acta eruditorum ann. 1694. p. 49—52. Hierauf beschrieb sie Nebel — Ephemerid. natur. curios. dec. III. t. 3. p. 291 — im Eichhorn, Kaninchen und Haasen.

***) Schriften der naturforschenden Freunde zu Berlin, 1819. Bd. 1. St. 1. S. 4.

Die Nickhaut besteht, wie bei den Säugethieren, aus einer Falte der Bindehaut, die jedoch sehr dünn, fast durchsichtig ist, weil sie hier weder einen Knorpel, noch Muskeln einschliefst, denn nur eine dünne Sehne geht an ihren vorderen Rand, und die zu ihrer Bewegung dienenden eigenen Muskeln liegen am hinteren Theil des Augapfels. Von diesen Muskeln *) ist der gröfsere unregelmäfsig viereckig, der kleinere fast pyramidal; jener breitet sich um den Sehnerven aus, und nimmt die zur Nickhaut abgehende dünne Sehne an seinem innern Rande auf; dieser befestiget sich am Ende der Sehne, und dient daher vorzüglich zur Anziehung und Verkürzung derselben. So wie mit dieser Spannung der Sehne durch diesen Muskel der viereckige diese zugleich vom Sehnerven abzieht, so gleitet der mit dem Rande der Nickhaut befestigte vordere Theil der Sehne über das Auge hin. Bei dieser fast hebelartigen Bewegung dient der an der Seite des Knochenringes befindliche Rollenhöcker zum Stützpunct.

Aufser den in den Säugethieren bemerkten Drüsen, von denen die Hardersche **) von beträchtlicher Gröfse ist, findet man bei mehreren Wasservögeln eine bedeutende Drüse am obern Theil der Augenhöhle.

Unter den Amphibien sind die Schildkröten mit 3 Augenliedern versehen, nämlich mit den beiden horizontalen und der Nickhaut. Jene sind dick mit dünnen Schüppchen besetzt, und nicht sehr beweglich. Das un-

---

*) Die erste Abbildung gab Perrault am a. O. Tab. 58. vom Casuar, vergl. Carus a. a. O. Tab. XV. Fig. VIII.

**) A. Abbild. Fig. a.

tere ist gröſser als das obere. Die Nickhaut besteht aus einer dunnen Haut, die das Auge jedoch nicht ganz bedeckt. Die zu ihrer Bewegung dienenden Muskeln *) liegen am hintern Theil des Augapfels. In der europäischen Landschildkröte (*Testudo orbicularis*) ist dieser Muskel platt unregelmäſsig viereckig, und geht in zwei lange dünne Sehnen über, von denen die kurzere zum untern Augenliede, die längere zum Rande der Nickhaut verläuft. In der Riesenschildkröte (*Testudo midas*) sind zu diesem Behuf zwei ziemlich dicke Pyramidal-Muskeln vorhanden, die sich kreuzweis übereinander legen. An der Spitze jedes Muskels ist eine Sehne befestigt, die beide wie in der vorigen verlaufen.

Man findet hier sowohl die Thränendrüse, wie auch die Harderschen Drüsen.

In den Kröten und Fröschen umgiebt die dicke Hautwulst das Auge, von deren unterem Rande sich eine dünne Hautfalte verlängert, wodurch das ganze Auge bedeckt werden kann. Der obere Rand des Muskels ist unbeweglich. Es kömmt daher diesen Thieren nur ein Augenlied zu, das keinesweges der Nickhaut, sondern dem untern Augenlied in andern Thieren vollkommen entspricht, da es von einer Verdoppelung der allgemeinen Decken **) gebildet wird. Zur Bewegung desselben dienet ein flacher, mit concentrischen

*) Ebd. Abbild. Fig. 10.

**) Schon aus diesem Grunde allein ist es nicht für die Nickhaut zu halten Siehe Cuvier's vergl. Anat. Bd. 2. S. 457. Auch Carus — Lehrbuch der Zootomie 1818. S. 276. — hat auch andere wichtige Grunde gegen diese Cuviersche Annahme aufgestellt, wodurch unsere fruhere Aeuſserung a. a. O. S. 17. noch mehr Gewicht erhalt

Fasern um den hintern Theil des Augapfels verlaufender, in kurze Sehnenfasern übergehender Muskel, mit denen er sich in den beiden Winkeln dieses Augenliedes befestigt.

In den Schlangen, denen die Augenlieder ganz fehlen, bedeckt eine festere Bindehaut das Auge.

Bei allen Fischen erhält das Auge ebenfalls einen Ueberzug von der allgemeinen Haut, die bei den meisten durchsichtig und dünne ist, und nur bei wenigen die Beschaffenheit der äufseren Haut behält. Gewöhnlich bildet diese statt der Augenlieder einen flachen Ring, der bei einigen mit einem oder zwei vorspringenden Falten, die im Lachs mit dicken Fettlappen erscheinen, versehen ist. Hiervon macht jedoch der schwimmende Kopf (*Tetrodon mola*), nach Cuviers *) Beobachtung, und (*Ostracion bicuspis*) wie Blumenbach **) bemerkt, eine Ausnahme, indem bei diesen wirkliche, den Augenliedern entsprechende, Hautfalten vorkommen.

Unter den Mollusken erhält das Auge der Cephalopaden ebenfalls von der allgemeinen Haut einen Ueberzug, der dünn und durchsichtig ist, und zugleich die Stelle der *Cornea* vertritt. Nur bei den Achtfüfslern findet man am unteren Rande eine dicke verschiebbare Hautfalte, wodurch der das Auge verschliefsende dünnere Theil bedeckt werden kann. Von einer dem dritten Augenliede entspre-

*) A. a. O. 2 Thl. S. 437.

**) Naturhistorische Abbildungen Heft VI. Tab. 58. Hier bewegt sich das Auge hinter einer hornartigen festsitzenden Scheibe, die mit dem Auge selbst nicht verwachsen ist.

chenden Falte *) habe ich keine Spur angetroffen. Bei den Insekten, in denen die feste Hornhaut mit einem dunklen Pigment überzogen ist, fehlen die Decken gänzlich.

Aus der vergleichenden Uebersicht dieser verschiedenen Bildung der Augenlieder scheint deutlich hervorzugehen, dafs dieselben an die Verschiedenheit, die wir in der innern Einrichtung, der Lage, der Beweglichkeit des Auges antreffen, geknüpft sey. Auf der niederen Bildungsstufe, wo das Auge aus einer harten, durch Pigment verdunkelten *Cornea* besteht, bemerkt man keine Spur von Augenliedern. Das Auge der Mollusken, in welchem eine höhere Bildung dieses Organs sichtbar wird, umschliefst die allgemeine Haut, die bei einigen eine zum Schutz dienende bedeutende Falte bildet. In den Fischen, denen die Augenlieder fehlen, ist die *Cornea* im Umfange vorzüglich dick, und nur in ihrer Mitte dünner, und zum Lichtdurchgang geeignet. Das Auge ist überhaupt bei einer geringen Beweglichkeit weniger reizbar. Mit den verschiedenen Abstufungen der Erregbarkeit und Beweglichkeit des Auges bei den Amphibien läuft die vollkommnere Bildung der Decken parallel. Bei den Vögeln, in denen das Auge auf einer höheren Stufe der Erregbarkeit steht, und wo dasselbe überdies wegen der Lebensweise dieser Thiere zu verschiedener Zeit sehr ungleich gereizt werden mufs, erscheinen die Augenlieder vollkommnerer, und von diesen gleicht das vordere einem durchsichtigen Segel, wodurch das ganze Auge ver-

*) Carus a. a. O. S. 67.

schleiert werden kann. So wie in den Säugethieren der Bau des Auges zarter wird, und zugleich die Beweglichkeit und Reizbarkeit desselben zunimmt, werden die zwei horizontal verschliefsbaren Augenlieder beweglicher; dagegen das vordere dicker und weniger beweglich. Bei der regsten willkührlichen Bewegung mit der vollkommensten Bildung im Menschen ist dies Organ nur von zweien Augenliedern umgeben, die aber zu der Vollkommenheit gelangt sind, dafs sie sich willkührlich der Function des Organs angemessen gestalten lassen.

Bemerkungen über den Bau der äufseren Haute (*Tunica sclerotica et cornea*) des Vogelauges.

Obgleich das Vogelauge wegen seines ausgezeichneten Baues mit vorzüglicher Aufmerksamkeit, sowohl von den älteren als neueren Zergliederern untersucht worden ist, so vermissen wir dennoch eine ausführliche und richtige Beschreibung der Theile, welche die äufsere Schaale des Augapfels bilden, und es scheint, dafs man über die Betrachtung des merkwürdigen Knochenringes die übrigen hierzu gehörigen Theile übersah. Petit *) in seiner Beschreibung des Auges des Truthahns giebt die Dicke dieser Haut im hintern Theil des Auges zu $\frac{1}{4}$ Zoll an, die im vorderen Theile aus zwei Blättern bestehen soll, zwischen denen der knöcherne Ring liegt. Nach Haller **) besteht sie aus zwei Schichten, wovon die äufsere häutig, und die innere hornartig ist. Dagegen beschreibt sie Cu-

*) Memoires de l'academie des sciences an. 1730. Frorieps Bibliothek. B. 1. S. 244.
**) Opera minora Tom. III. p. 236.

vier *) als eine einfache dünne elastische Membran, von blau glänzender Farbe. Albers **) nimmt sogar drei Lamellen an, 1) eine äufsere dünne zarte Membran, von fleckigem Ansehen; 2) eine zweite dickere weifse Lamelle, welche unter jener liegt, und sich an der inneren Seite des Knochenringes, nicht weit vom äufseren Rande desselben befestigen soll; 3) die unter dieser liegende durchsichtige Lamelle. Diese soll sich wie die vorige an der inneren Fläche des Knochenringes endigen, und von hornartiger Beschaffenheit seyn.

Wie alle übrigen Organe, umgiebt auch das Auge ein lockeres Zellgewebe, welches mehr oder weniger dick ist, und seiner flokkigen Beschaffenheit nach, ohne eigenthümliche Faserung, nur mit dem allgemeinen Zellgewebe, welches alle Theile des Körpers mit einander vereinigt, übereinkömmt. Diese erste Schicht kann daher auch nicht als eigenthümliche Lamelle angenommen werden, und so sind nur noch die von Albers angegebene zweite und dritte Lamelle näher zu betrachten. Die äufsere von diesen ist eine blauweifse Haut, dünn, doch fest gewebt, wie die *Sclerotica* der Säugethiere. Sie umgiebt das Auge ganz bis zur *Cornea*, und hängt im hinteren Abschnitt so innig mit der unter ihr liegenden Lamelle zusammen, dafs es nur nach langer Maceration gelingt, sie ohne Verletzung von dieser zu trennen. Im vorderen Theile, so weit sie den knöchernen Ring deckt, ist sie dik-

*) Vergl. Anatomie Bd. II. 417.

**) Beitrage zur Anatomie und Physiologie der Thiere. 1s Heft. Bremen 1802. S. 70.

ker, und besonders an der Stelle, wo die Sehne der Nickhaut über sie fortgeht, am dicksten. Hier bildet sie eine tiefe Rinne, von knorpelartiger Festigkeit, die bei einigen gröfseren Vögeln durch Aufnahme eines kleinen Knochens *), über welchen die Sehne, wie über eine Rolle fortläuft, noch erhöht wird. Die innere Schicht besteht vorne aus dem knöchernen Ringe, hinten aus einer dünnen durchsichtigen hornartigen Lamelle von hornartigem Gewebe. Sie fängt von der inneren Fläche des knöchernen Ringes an, und schliefst den ganzen hinteren Abschnitt des Auges. Zum Durchgang des Sehnervens dient ein ovales Loch mit etwas aufgeworfenem Rande. Für den Verlauf der Blutgefäfse sind kleine Kanäle von beträchtlicher Länge vorhanden, die zwischen den Blättern fortgehen. Bisweilen findet man, meistens bei älteren Thieren, diese Lamellen verknöchert. In der grofsen Ohreule (*Strix bubo*) bemerkte ich zwei unregelmäfsige Knochenstücke **) in geringer Entfernung vom Sehnervenloch, und ganz ähnliche kleinere an eben dieser Stelle in einem alten Raben (*C. corax*). Die durchsichtige Haut (*Tunica sclerotica transparens s. cornea*) ist sehr convex, und läfst sich leicht in mehrere Lamellen zerlegen, von denen die hinterste, der Iris zunächst gelegene, überaus dünne ist, und ihres lockeren Zusammenhanges wegen, sich von allen am leichtesten trennen läfst. Ihr Rand, der mit der *Sclerotica*

*) Nitsch osteographische Beiträge.

**) Sie scheinen indessen nur Producte eines veränderten Bildungsprocesses zu seyn, da ich sie in jungeren Vogeln nicht antraf.

zusammenhängt, ist wulstförmig, und verbindet sich mit einem langen Fasergewebe, welches von dem Faltenkranzbande (*Orbiculus ciliaris*) entsteht, und in parallel neben einander liegenden Fasern rund um den Wulst dieses Randes sich ansetzt. Crampton *), der diese Fasern in dem Auge des Adlers und des Straufses entdeckte, und dieselben ausführlich beschreibt, hält sie für Muskelfibern. Nach seiner Beobachtung entspringt dieser Muskel von der innern Oberfläche der Hornhaut, hängt auch mit der *Choroidea* zusammen, und trennt sich leicht vom knöchernen Ringe, wenn man nicht behutsam die *Choroidea* ablöst. Auch sollen Nerven zu diesen Fasern hingehen. Da diesem zu Folge der beinerne Ring diesem Muskel zum festen Punct dient, so wird bei seiner Zusammenziehung die Hornhaut nach innen gezogen, und dadurch bewirkt, dafs die Convexität des Auges sich vermindert. Er nennt ihn daher Niederdrücker der Hornhaut (*Depressor corneae*). Von dieser Wirkung hat er sich auch noch durch Anwendung des Galvanismus überzeugt, denn indem er mit Hülfe desselben in dem Auge eines Truthahns einige Minuten, nachdem der Kopf vom Rumpfe getrennt worden war, die Wirkung des Muskels erregte, nahm er wahr, dafs jede Zusammenziehung der Fibern mit gleichzeitiger Bewegung der Hornhaut begleitet war. Wenn er ferner diese

*) Entdeckung eines Organs, durch welches die Augen der Vögel sich den verschiedenen Entfernungen der Gegenstande anpassen, von Philipp Crampton. Gilberts Annalen der Physik, neue Folge 19r Bd. Leipzig 1815. — 49. Bd. alte Folge. S. 278 Abbild. Taf. III.

diese Fibern mit einem Zängelchen aufwärts zog, so wurde dadurch nicht nur die Hornhaut ganz abgeplattet, sondern sogar nach aussen hohl, und gegen die Iris convex.

Bei meinen öfteren Untersuchungen grosser Eulenaugen habe ich diesen Faserring deutlich gesehen, und mich überzeugt, dass derselbe eine Fortsetzung des Ciliarbandes ist, denn er besteht aus verlängerten Fasern des Zellgewebes dieses Bandes, welche, indem sie die *Choroidea* an der etwas abstehenden innern Fläche des Knochenringes, und zugleich an dem Rande der *Cornea* befestigen, parallel auslaufen, und nur mehr geordnet erscheinen, als in den Säugethieren, in denen die dichter anliegende *Sclerotica* durch sehr kurzes Zellgewebe verbunden ist. Auch unterscheiden sich diese Fibern sowohl durch ihre Härte, als auch durch ihre hellere Farbe von den Muskelfasern. Nerven und Gefässe, die an der *Choroidea* fortlaufen, gehen zwischen diesen Fasern, ohne Zweige zu denselben abzugeben, zur Iris. Merkwürdig ist aber allerdings die bedeutende Weite des knöchernen Ringes, und die Verbindung der *Choroidea* mit der hinteren Lamelle der *Cornea* vermittelst dieses Faserringes. Es wird hieraus zwar höchst wahrscheinlich, dass dieser Theil zu den inneren Veränderungen, die im Auge vorgehen, viel beitrage, doch lassen sich diese ohne Annahme einer bestimmten Muskelwirksamkeit erklären.

Das Faserband entsteht, wie erwähnt, von den Ciliarbande, hängt also mit dem Ciliarkörper zusammen, und verbindet sich mit dem knöchernen Ringe und dem hinteren Blatt der *Cornea*. Jeder auf das Auge wirkende Reiz, der eine Veränderung des Ciliarkörpers hervorbringt, wird hierdurch auch auf das Band wirken, und seine Verkürzung zugleich die elastische hintere Lamelle der Hornhaut, die ihres lockeren Zusammenhanges wegen, verschiebbar ist, nach innen ziehen. Wenn dagegen durch eine gröſsere Quantität von wässeriger Flüssigkeit die *Cornea* gespannt ist, und dieses Blatt mehr vorwärts gedrückt wird, so muſs dies ebenfalls auf den Ciliarkörper wirken, und auf diese Weise einen zum deutlichen Sehen erforderlichen Wechsel der Spannung zwischen diesen Theilen hervorbringen.

Diese Veränderung läſst sich weniger befriedigend erklären, wenn man sie von der Wirkung eines Muskels abzuleiten versucht; denn durch die abwechselnde Contraction und Erschlaffung dieses Muskels würde nur eine Verengerung und Erweiterung der vorderen Augenkammer hervorgebracht werden können, dagegen dies elastische Faserband eine mehrartige Gestaltung der verbundenen Theile, bei ihrer Erregung gestattet. Auch wird selbst diese einfache Muskelwirkung nicht einmahl erklärbar, da diese vom Einfluſs der Nerven, die hier ganz fehlen, abhängig ist.

Ueber das Tast-Organ in den Fischen.

Dafs den Fischen der Sinn des Gesichts, Geruchs und Gehörs zukomme, ist durch die Aufzeigung der Organe, die diesen Functionen gewidmet sind, erwiesen, und wenn gleich auch der Bau derselben unvollkommner, wie bei den höheren Thieren angetroffen wird, so kann hieraus für die Negation dieser eigenthümlichen Empfindung nichts Bestimmtes gefolgert werden, weil überhaupt der Grad der Vollkommenheit einer Function aus der Verschiedenheit im Bau allein nie genau zu ermessen ist. Weit weniger Gewifsheit aber haben wir über das Vorhandenseyn des Geschmacks- und Tast-Sinnes dieser Thierclasse; denn was den ersten anlangt, so wissen wir gar nicht, ob eine Fähigkeit für diese Empfindungen vorhanden ist, und in Betreff des letzteren kennen wir nur bei wenigen Fischen die Werkzeuge, denen man diese Function zuschreibt. Alles was die älteren Ichthyologen als Erweifs für das Daseyn des Geschmacks bei den Fischen anführen, ist offenbar nur auf Rechnung der Thätigkeit des Geruchssinns zu bringen, und eben so wenig kommen der sogenannten Zunge der Fische die Eigenschaften eines Sinnes zu, denn ihr ganzer Bau zeigt deutlich, dafs sie sich mehr zum Ergreifen und Festhalten der Nahrungsmittel, als zum Schmecken eignet. Ein fester, wenig beweglicher Knorpel, der mit der dicken Gaumenhaut überzogen ist, und bei den mehrsten mit Zähnen, die entweder konisch oder borstenartig hervorragen, versehen ist, macht die Grundlage. Die Form derselben ist bei verlängerten Köpfen länger, bei breitem und kürzerem Maule stumpf abgerundet, und wenig hervorragend. Nur bei wenigen ist sie beweglich, und mit einer weichen Haut, die dünne Muskelfasern aufnimmt, umkleidet. Ihre Nerven-Zweigchen sind sehr fein. Sie kommen von den Aesten des *Vagus*, und gehen aus dem äufsern Kiemenbogen unter dem Zungenbein fort, und lassen sich nur zum hinteren Seitenrande bis an die hier gelegenen dünnen Fleischfasern verfolgen. Ein eigener Nerve ist also nicht vorhanden. Wenn zwar bei einigen sich ein Ast vom *Vagus* getrennt darstellen läfst, so dürfte doch bei dieser Structur des Theils die eigenthümliche Wirksamkeit desselben nur auf ein Minimum beschränkt werden müssen. Den übrigen genannten Aesten des *Vagus* kann eben so wenig das Vermögen, Geschmacksempfindungen zu bewirken, beigelegt werden, da diese unter die Zunge gehen, und sie mehr den Aesten des Kehlkopfastes (*R. laryngei*) der höhern Thiere entsprechen.

Mit mehr Wahrscheinlichkeit können wir den Tastsinn bei den Fischen annehmen, da einige Erscheinungen klar darauf hinweisen; so wirken z. B. leise Berührung der Wasserfläche, wobei weder durch Geräusch noch Schattenwerfung das Gehör und Auge afficirt werden, auf diese Thiere dergestalt ein, daſs sie in ihrem ruhigen Fortschwimmen dadurch, wie von einem electrischen Schlage getroffen, plötzlich ihre Richtung verändern.

Schon die älteren Ichthyologen nahmen diesen Sinn bei den Fischen an, und hielten den Bauch und die sogenannten Bartfaden für den Sitz dieser Empfindung. Auch Cuvier bezeichnet die Cirren bei einigen, und bei dem Seehahn (*Trigla*) die fingerförmigen Flossen, mit gröſster Wahrscheinlichkeit als solche Organe. Unverkennbar sind vorzüglich die Fingerfortsätze des Seehahns zu solchen Tastorganen geeignet. Denn wie aus Tiedemanns Zergliederung *) derselben erhellet, bekommen sie nicht allein eigene Muskeln, sondern auch aus einem bedeutenden Nervengeflechte Fädchen, die sich bis zu ihrer Spitze hin verfolgen lassen. Diese Nervenästchen sind bei einigen von mir untersuchten Arten noch ansehnlicher, als Tiedemanns Beschreibung und Abbildung zeigt, denn jeder Fingerfortsatz bekömmt nicht einen einfachen Nervenast, sondern sowohl an der hinteren als vorderen Seite einen doppelten Zweig, so daſs also jeder mit 4 Fädchen versehen ist.

Unter den Bartfaden lassen sich schon der äuſseren Form nach zwei Arten unterscheiden, nämlich die längeren steifen und die kürzeren weicheren, und beide sind auch in

*) Meckels Archiv fur Physiologie Bd. 2. St. 1. S. 103.

Hinsicht ihrer Struktur von einander unterschieden. Die kürzeren weicheren bestehen aus einem blinden Hautcylinder, in welchen Nervenfädchen vom *Trigeminus* eingehen. Beim Schmerl (*Cobitis*) bildet dieser gleichsam nur eine Scheide für den sich verlängernden starken Nervenfaden. Bei anderen spalten sich diese Nervenfäden in mehrere Zweige, die sich an der Grundfläche des Scirrhus verbreiten. Von diesen zeichnen sich die längeren Scirrhen bemerklich aus, besonders die vom Wels *), welche daher auch einer genauen Beschreibung werth sind. Diese langen borstenähnlichen Fäden liegen hier gleich über dem Lippenbein vor der Nasenöffnung, und bestehen aus starken Knorpelfäden, die an zwei eigene bewegliche Knochenstückchen eingelenkt sind, und bis an ihrer Spitze von einer dünnen Haut überzogen werden. Beide Gelenkknochen, wovon der vordere länglicht rund, der hintere breit und flach ist, liegen in einer Vertiefung vor der Nasengrube, und sind, vermöge ihrer charnierförmigen Gelenkverbindung, so verschiebbar gegen einander, daſs der vordere mit seinem vorderen Ende, an dem die Borste befestigt ist, in einen halben Kreis bewegt werden kann. Zu dieser Bewegung dienen zwei eigene Muskeln, welche von der Augenhöhlendecke entspringen, und sich an den hinteren Knochen ansetzen, den sie entweder vor- oder rückwärts ziehen.

---

*) Ich habe hierauf schon in meinen ichthyotomischen Tafeln Heft 2. S. 28. aufmerksam gemacht. Es wurde hierauf dieser merkwürdige Apparat von H. Carus — Lehrbuch der Zootomie Leipzig 1818 — beschrieben, und Tab. IX. Fig. XIV. abgebildet.

Durch diese Bewegung des hinteren Knochens, wird der hieran rollenartig eingelenkte vordere Knochen mit seinem hinteren Ende in einen gröſseren oder kleineren Winkel gebogen, und dadurch das vordere Ende mit der langen Borste zurück- und vorwärts bewegt. Auf dem Grunde dieser Grube verbreiten sich die Zweige eines ansehnlichen Astes des *Trigeminus*, von denen ein Faden zu dem Scirrhus selbst abgeht, welcher unter der dünnen Haut beinahe bis zur Spitze desselben fortläuft. Hiernach sind also wohl diese Bartfäden als wesentliche Theile zur Hervorbringung des Tast-Sinns zu betrachten, denn nicht allein ihre eigene Elasticität, sondern auch die Spannung, worin sie mittelst des beschriebenen Muskelapparats versetzt werden können, wird diese Thiere für die leisesten Berührungen empfänglich machen können, indem die geringste Erschütterung dieser gespannten Tentakeln sich bis zu den an ihrer Basis verbreiteten Nerven leicht fortpflanzet.

In den übrigen Fischen, denen diese Tentakeln abgehen, verzweigen sich die Aeste des *Trigeminus* in der Haut der Lippen, und höchst wahrscheinlich vertreten diese die Stelle des Tastorgans, doch scheint ihre Empfindlichkeit geringer zu seyn, theils wegen der dicken Haut, und theils wegen der Feinheit der Nerven.

Zergliederung einiger Wasservögel.

Da die Vergleichung des inneren Baues einzelner Thiere einer Classe, in sofern daraus die Stufenbildung mit den daran geknüpften Folgen für das Leben vorzüglich deutlich wird, nicht allein für die Thiergeschichte, sondern auch für die Physiologie von grofsem Werthe ist; so glaube ich durch Mittheilung der Resultate meiner Zergliederungen, die ich bei einer nicht unbedeutenden Zahl von Wasservögeln anzustellen Gelegenheit hatte, einen nützlichen Beitrag zur Kenntnifs der Thiere zu liefern, und hoffe ich, dafs derselbe den Naturforschern um so willkommner seyn wird, je mehr die Thierreihe, welche diese Untersuchung betrifft, sich durch ihre Lebensweise auszeichnet, und je weniger zur Zergliederung derselben, sich in allen Gegenden Deutschlands Gelegenheit darbietet. Da es dem Zwecke dieser kleinen Abhandlung aber, nicht angemessen seyn würde, darüber alles bereits Bekannte zu wiederholen, so werde ich mich hier nur auf die Organe beschränken, welche die auffallendsten Verschiedenheiten darbieten, und daher nur die Organe der Respiration und der Ernährung besonders berücksichtigen.

I. Gattung. Gans. *Anser.*

Respirations - Organe.

Die Luftröhre ist von vorne nach hinten zusammengedrückt, und im obern Theile etwas erweitert. Um die Stimmritze liegen weiſse knorpelige Spitzen. Der groſse Schild des obern Kehlkopfs ist innen ausgehöhlt, glatt, und ohne einen Knochenkamm (*Crista*); der untere Kehlkopf (*Larynx bronchialis*) besteht aus einer trichterförmig erweiterten Knochenröhre, deren halbmondförmig ausgeschnittene, von den Seiten zusammengedrückte Ränder vorne und hinten mit zwei stumpfen Höckern hervorragen. Diese werden durch eine Scheidewand von einander getrennt. Unter dem halbmondförmigen Rand liegt nach auſsen, zwischen jedem Höcker eine dünne Querrippe, wodurch die Mündungen für die Luftröhrenäste so verengt und zusammengedrückt werden, daſs sie nur ein paar längliche Spalten bilden.

Die Lunge ist im Verhältniſs zur Leber klein, so daſs diese zu jener sich verhält wie 4 zu 1 *).

---

*) Dies Gröſsen-Verhältniſs ist um so merkwürdiger, da bei den Raubvögeln das umgekehrte Verhaltniſs zwischen beiden Organen statt findet. So habe ich beim Seeadler (*F. albicilla*) die Groſse der Lungen von 6 Cubikzoll und die der Leber dagegen nur von 4 Cubikzoll gefunden. Zugleich muſs ich noch bemerken, daſs alle hier angegebenen Groſsen mittelst Ausmessungen — nach preuſsischem Maaſse — bestimmt sind, die genau angestellt, wie ich glaube, weniger trugliche Resultate gewähren, als die Schatzung nach dem Gewichte Ich habe namlich die Lange, Dicke und Breite der verglichenen Organe an mehreren Stellen gemessen, und nach der mittlern Zahl des Inhalts jeder dieser drei Flachen den Cubik-Inhalt berechnet.

Organe der Ernährung.

Der Schnabel ist kegelförmig, am Grunde dick rundlich, vorne schmal. Die Haut, die ihn bedeckt, ist so dünn, daſs das darunter liegende schwarze und gelbe Pigment durchscheint. Gegen die Ränder der Kiefer wird sie hornartig verdickt. Hier bildet sie am Rande des Oberkiefers parallel laufende Querfalten, und am Unterkiefer seitwärts zusammengedrückte fast zahnartige Zacken.

Die Zunge ist länglich breit, vorne abgerundet. Die Ränder sind mit ziemlich langen Borsten besetzt, zwischen denen triangulaire harte und spitze Zähnchen hervorragen. Der Zungenknochen ist wie die Zunge länglich viereckig, hinten und vorne etwas verschmälert, und unten ausgehöhlt. Er wird mit dem Zungenbeinkörper charnierartig eingelenkt. Zu dem Ende ist der vordere Theil des cylindrischen Zungenbeinkörpers mit einem halbmondförmigen Ausschnitt versehen, der oben in einen stielförmigen, unten in einen stumpfen Fortsatz verläuft, von denen die am hinteren Ende des Zungenknochens befindliche rollenartige Vertiefung so umfaſst wird, daſs der letztere nur einer geringen Bewegung fähig ist.

Die Speiseröhre ist der Länge nach gefaltet, ohne Erweiterungen, und geht in den ovalen beträchtlichen Drüsenmagen über.

Der Magen ist im Verhältniſs seiner Gröſse mit einer kleinen engen Höhle versehen, weil die dicken Muskelwände beinahe $\frac{2}{3}$ des Ganzen betragen. Er besteht aus zweien hemisphärischen Fleischkörpern, von denen der eine links am Magenmund, der andere zwischen dem Magenmund und dem Pförtner liegt. Jener nimmt die Stelle ein, die bei den Raubvögeln als blinder Sack erscheint, dieser liegt links zwischen dem Pförtner und dem Magenmund, da, wo sich bei den Fleischfressern die kleine Curvatur befindet. Beide Fleischballen werden durch den in der Mitte auf jeder Seite sich ausbreitenden sehnigen Theil, der hier ein breites sehniges Band bildet, vereinigt. Die zwischen diesen Ballen befindliche Magenhöhle bildet über und unter diesem Sehnenbande Erweiterungen, deren Wände aus dünnen Fleischfasern bestehen, welche von dem sehnigen Bande und von den Rändern der Fleischballen ihren Ursprung nehmen. Die obere Erweiterung schliefst sich an den linken Ballen — Magenmundballen — die untere an den rechten Ballen — Pförtnerballen — an.

Die Milz ist beinahe gleichseitig, dreieckig.

Die Länge des engen Darms zu der des Dickdarms verhält sich in der Regel wie 3 bis 4 zu 1. Ihre Weite wie 2 zu 3, der enge Darm ist mit einem blinden Anhang *) (*Di-*

---

*) Dieser Anhang kommt häufiger vor, als man glaubt. Auch sind bis jetzt, so viel mir bekannt, von keinem Schriftsteller die Bildungsverhaltnisse, denen er seine Entstehung verdankt, befriedigend nachgewiesen. Aufser den hier namentlich aufgeführten Wasservogeln, habe ich ihn gefunden in einem Falken (*Falco naevius*), wo er jedoch nur als ein kleines Warzchen erschien; ferner im gemeinen Reiher, in der Rohrdommel, im Kranich, in dem Kampfhahn, in den Schnepfen und in den Hühnern. Dagegen wurde er ganzlich vermifst im Seeadler — einem alten Mannchen — im Sperber (*Falc. nisus*) in der Perleule. In der Dicke und Länge ist er sehr verschieden, doch findet man ihn in jüngeren Thieren etwas langer. Die Verschiedenheit seiner Lage und

verticulum) versehen. Die Blinddärme *) sind viel länger als der Mastdarm.

sein gänzliches Verschwinden bei einigen, hängt von der Beschaffenheit des Dotterganges (*Ductus vitello intestinalis*) ab, dessen Ueberrest er ist. Davon habe ich mich durch Untersuchung mehrerer jüngeren Vögel, in denen dieser Gang noch mit den Eingeweiden zusammenhing oder eben getrennt worden war, völlig überzeugt. Bei einem Täubchen, welches am zweiten Tage nach der Ausbrütung gestorben war, fand ich den Dottersäck noch bedeutend grofs, und durch den haarfeinen Dottergang mit dem Darmkanal in Verbindung, und in diesem nur gelbliche Masse. Bei Andern, die ich 8 Tage nach der Ausbrütung untersuchte, fand ich den Dottersack viel kleiner, und der haarfeine Dotterkanal erschien da, wo er sich mit dem Darmkanal verband, dicker und aufgetrieben; im Kropf waren bereits Nahrungsmittel enthalten. In einem drei Tage alten Gänschen füllte der Dotter fast die ganze Unterleibshöhle aus; die eine gelbe Flüssigkeit enthaltenden Eingeweide waren zurückgedrängt, der Dottergang war kurz, mit dicken Wänden versehen, und so weit, dafs sich in seinen Kanal eine dünne Schweinsborste bequem einführen liefs. Bei zwei Hühnchen von gleichem Alter war bereits der Dottersack und der Gang verschwunden, und das kleine, mehrere Linien lange Diverticulum, am Ende mit einer gelben harten Kruste verschlossen. Bei dem weniger gut genährten, viel kleineren Thier, war das Diverticulum viel kleiner als bei dem andern, welches sich durch seinen robusteren Körper auszeichnete. In einer jungen Eule (*Strix aluco*) waren ebenfalls der Dottersack und der Gang verschwunden, doch die *Vasa omphalo-meseraica* noch sichtbar, und statt des Divertikels bemerkte man an den Häuten des Darmkanals einen dicken gelben Höcker, dem Wärzchen ähnlich, das wir in dem Falken fanden. Eben so erschienen diese Theile beim jungen Buzzard (*F. Butteo*) und bei der Perleule (*St. flammea*). Hier also wird der Dottergang dicht am Darmkanal abgetrennt, daher auch keine andere Spur, als eine Vernarbung, oder ein schwacher Höcker zurück bleibt. Es gehet hieraus deutlich hervor, dafs sich bei allen jungen Vögeln Spuren des Ueberrestes des Dotterganges finden, dafs diese aber nur bei einigen als Divertikel das ganze Leben hindurch angetroffen werden. Auch wird es hieraus höchst wahrscheinlich, dafs die Weite und die Dicke der Wände des Dotterganges, wie auch die längere Dauer seiner Function, bei später eintretender Function des Darmkanals die Bedingungen sind, unter denen sich diese wahren, das ganze Leben hindurch bleibenden Divertikeln bilden.

*) Sie kommen in der Struktur mit dem Mastdarm überein, und sind als Ergänzung des Dickdarms zu betrachten.

1. Bohnengans. *Anser segetum.*

Die Speiseröhre ist 10 Zoll lang.

Die Länge des Drüsenmagens beträgt $1\frac{1}{4}$ Zoll.

Die Länge des Muskelmagens ist 2 Zoll, die Breite $3\frac{3}{4}$ Zoll.

Der enge Darm mifst 96 Zoll und der Dickdarm $7\frac{1}{2}$ Zoll. Die Weite des erstern ist $\frac{1}{2}$ Zoll, die des letztern $\frac{3}{4}$ Zoll.

Von den Blinddärmen ist der eine 8 Zoll, der andere 9 Zoll lang.

Das Diverticulum ist konisch und 3 Linien lang.

2. Die rostgelbgraue Gans. *Anser rufescens Brehmii.*

Die Luftröhre ist am untern Theil bauchig erweitert, und besteht aus 187 einzelnen Ringen.

Auch in dieser Classe steht die verschiedene Länge des Dickdarms mit der Art der Nahrung im Verhältnifs, und daher bemerken wir auch hier in denjenigen, die von Vegetabilien leben, eine verhältnifsmäfsig zunehmende Länge des Dickdarms gegen den engern Darm, so dafs jener in der Regel bei Vögeln, die von Körnern und Saamen sich nähren, am längsten, wenig kürzer in denen, deren Nahrung aus Wasserpflanzen, Beeren, Insekten, Würmern bestehet, angetroffen wird. Bei einer Nahrung aus dem Thierreiche nimmt er allmählig an Länge desto mehr ab, je homogener die Nahrungsstoffe den Thieren selbst sind. Daher erscheinet er bei Vögeln, die von Amphibien und Fischen leben, noch etwas länger, als bei denen, die sich vom Fleische warmblütiger Thiere nähren. Vorzüglich werden die Blinddarme nach der Verschiedenheit der Nahrung in ihrer Länge abgeändert, daher sie sogar in den einzelnen Arten, während sich das Längen-Verhältnifs des Mastdarms zum engen Darm in einer Gattung ziemlich gleich bleibt, in ihrer Länge sehr verschieden erscheinen. Schon hieraus allein, von den übrigen Gründen abgesehen, ist wohl mit Sicherheit zu folgern, dafs diese Anhange nicht blofs als absondernde Organe zu betrachten sind, sondern dafs ihnen die eigentliche Function des Dickdarms beizulegen sey.

Die Speiseröhre ist 12 Zoll lang.

Die Länge des Drüsenmagens ist 1 Zoll.

Der Muskelmagen ist 4 Zoll breit und 2 Zoll lang.

Die Länge des dünnen Darms beträgt 109 Zoll, die des Mastdarms 8 Zoll.

Von den Blinddärmen, die bei ihrem Abgange eng, in der Mitte weiter sind, miſst der eine 13, der andere 14 Zoll.

Die Länge des Diverticulums beträgt über $\frac{1}{4}$ Zoll.

3. **Ringelgans.** *Anser torquatus.*

Die Luftröhre ist oben erweitert, und wird nach unten allmählich enger. Sie besteht aus 187 einzelnen Ringen. An der innern Fläche des groſsen Schildes des groſsen Kehlkopfes ist ein kleiner Höcker.

Die Speiseröhre ist 9 Zoll; der Drüsenmagen $\frac{3}{4}$ Zoll lang.

Die Länge des Magens beträgt $1\frac{1}{4}$ Zoll, die Breite desselben $2\frac{3}{4}$ Zoll, die Magendrüse miſst beinahe 3 Zoll.

Der enge Darm ist $63\frac{1}{2}$ Zoll, der Mastdarm $3\frac{3}{4}$ Zoll lang.

Von den Blinddärmen beträgt die Länge des einen 6 Zoll, die des andern 7 Zoll.

Das Diverticulum ist nur 2 Linien lang.

Die Milz ist klein.

Die Lappen der Leber sind gleich lang, doch ist der linke etwas breiter.

4. **Schwanengans.** *Anser cygnoïdes.*

Die Luftröhre ist nach unten erweitert, und besteht aus 144 einzelnen breiten Ringen.

Der cubische Inhalt der Lungen beträgt $1\frac{1}{8}$ Zoll, die der Leber 4 Zoll.

Der Drüsenmagen ist 1 Zoll lang. Die Länge des Muskelmagens beträgt $2\frac{1}{4}$ Zoll, die Breite desselben 3 Zoll.

Der enge Darm ist $75\frac{1}{2}$ Zoll lang und $\frac{3}{8}$ Zoll weit.

Der Mastdarm ist $\frac{3}{4}$ Zoll weit und miſst $4\frac{1}{2}$ Zoll.

Die Blinddärme sind bei ihrem Abgange vom Mastdarm eng, in der Mitte etwas weiter. Der eine ist $8\frac{1}{2}$ Zoll, der andere 10 Zoll lang.

Das Diverticulum, welches man in einer Entfernung von 45 Zoll vom Magen antrifft, ist $\frac{1}{4}$ Zoll lang.

Die beiden Leberlappen sind in der Breite und Länge verschieden, der linke $2\frac{3}{4}$ Zoll lang und $1\frac{3}{4}$ Zoll breit, der rechte $3\frac{3}{4}$ Zoll lang und 2 Zoll breit.

Die Gallenblase ist oval.

Die Magendrüse ist beinahe 3 Zoll lang, gegen den Magen breit und fingerartig gelappt.

II. Gattung. Schwan. *Cygnus.*

Seinem innern Bau nach nähert er sich den Gänsen, und bildet die Uebergangsstufe von dieen zu den Enten. Sowohl der obere als untere Kehlkopf, wie auch die Organe der Ernährung kommen im Bau denen der Gänse fast gleich. Doch ist der Darmkanal länger, und das Verhältniſs des engen Darms zum weiten wie 4 bis 5 zu 1. In der Bildung der Zunge stehen sie dagegen den Enten näher. Diese ist nämlich am vordern Theil ihrer Ränder mit breiten Borsten versehen, und nur am hintern Theil ragen fünf zahnartige scharfe Zacken hervor.

1. Zahmer Schwan. *C. olor. L.*

Das Brustbein ist flacher. Die Luftröhre steigt ohne Windungen in die Brusthöhle hinab. Der untere Kehlkopf ist am äufsern Rande schräg bogenförmig abgeschnitten, so dafs er vorne mit seinen Höckern tief hinab geht, wodurch er gleichsam eine halmartige Form erhält.

Der Drüsenmagen ist 1½ Zoll breit und 1½ Zoll lang. Die cylindrischen Drüschen sind von beträchtlicher Länge, so dafs die Dicke der Wände dieses Magens gegen ¼ Zoll beträgt. Der Muskelmagen ist 6 Zoll breit und 2½ Zoll lang.

Die Länge des engen Darms beträgt 191 Zoll, die des Mastdarms 7¾ Zoll.

Von den Blinddärmen mifst der eine 15¼ Zoll, der andere beinahe 16 Zoll.

Das ½ Zoll lange Diverticulum wird 114 Zoll vom Magen entfernt angetroffen.

In einem jüngern Thier fand ich den engen Darm 190 Zoll, den Mastdarm 7 Zoll und die Blinddärme 15½ Zoll und 18 Zoll lang. Letztere waren hier etwas weiter als in jenem. Auch war das Diverticulum etwas länger, und mafs über ¾ Zoll.

2. Wilder Schwan. *C. musicus.*

Die Luftröhre steigt bei beiden Geschlechtern über 3 Zoll im Brustbein herab, und gehet nach einer einfachen engen Krümmung vor dem Gabelknochen zur Brusthöhle. Der untere Kehlkopf ist an den Seiten stark zusammengedrückt, und unten horizontal bogenförmig abgeschnitten.

Der

Der Drüsenmagen, dessen Wände beinahe 2 Linien dick sind, ist $1\frac{1}{2}$ Zoll lang.

Die Breite des Muskelmagens beträgt 4 Zoll, die Länge $2\frac{1}{2}$ Zoll.

Der enge Darm ist 97 Zoll, der Mastdarm 6 Zoll lang.

Die Weite des Dickdarms beträgt 9 Linien, die des engen Darms nur 5 Linien.

Von den Blinddärmen mifst der eine $9\frac{3}{4}$, der andere $10\frac{3}{4}$ Zoll.

Die Magendrüse ist $\frac{3}{4}$ Zoll breit, an der Seite eingekerbt, und wird gegen den Magen schmäler. Ihre Länge beträgt 4 Zoll.

Die beiden Leberlappen sind in der Gröfse sehr verschieden. Der rechte Lappen ist länger und schmaler als der linke. Jener ist nämlich 5 Zoll lang und $\frac{3}{4}$ Zoll breit, dieser $3\frac{1}{2}$ Zoll lang und $2\frac{1}{4}$ Zoll breit.

Die ovale ziemlich grofse Gallenblase ist mit dem rechten Leberlappen verbunden.

III. Gattung. Ente. *Anas.*

Respirations-Organe.

Die Luftröhre ist rund, und in der Regel von ungleicher Weite. An der innern Fläche des grofsen Schildes des obern Kehlkopfes springt ein Knochenkamm (*Crista*) hervor, der untere Kehlkopf besteht im Weibchen aus einem kleinen Knochengürtel, der in zwei runde, unten horizontal abgeschnittene Röhrchen, welche durch eine Scheidewand von einander getrennt sind, übergeht. Dieser Knochengürtel entsteht durch Verwachsung der untersten Ringe *) der Luft-

*) Dies zeigen die noch in der Bildung begriffenen Luftröhren jüngerer Thiere vorzuglich deutlich.

röhre, von denen die letzten, indem sie sich in ihre ursprünglichen Halbringe theilen, die Oeffnungen für die Aufnahme der Luftröhrenäste bilden. Im Männchen entsteht durch die gröſsere Ausdehnung dieser Ringe eine groſse blasenartige Erweiterung, die bei den verschiedenen Arten in der Gestalt, Gröſse und Zusammensetzung manche Verschiedenheiten darbietet. Sie besteht aus zwei ungleichen Höhlen, die durch eine knöcherne Scheidewand von einander getrennt werden. Von diesen ist die linke in der Regel die gröſsere, und erscheint bei einigen oval, bei anderen kugelicht, oder dreiseitig abgerundet. Die rechte stellt gewöhnlich nur eine fast trompetenartige Erweiterung der Luftröhre dar. Was ihre Zusammensetzung anlangt, so besteht sie entweder — wenn alle auf ihre Bildung verwandten Halbringe vollkommen verknöchern — aus einer vollständigen knöchernen Schale mit dünnern oder dickern Wänden, oder — wenn die Verknöcherung, wegen gröſserer Erweiterung *) nur unvollkommen geschieht — aus einzelnen groſsen Knochenbogen, zwischen denen eine dünne Haut ausgespannt ist. Inwendig wird dieser Kehlkopf von einer dünnen Haut überzogen, die in der linken gröſseren Höhle eine freie, mit der knöchernen Scheidewand parallel stehende Hautwand bildet, wodurch diese Höhle wiederum in zwei ungleiche Abtheilungen zerfällt wird. Da diese stark gespannte Haut mit ihrem unteren freien Rand unmittelbar

*) Auch mit dem höheren Alter des Thiers wird die Verknöcherung vollständiger, so daſs die Häute dann ganz verschwinden.

über der Oeffnung des linken Luftröhrenastes liegt, so muſs sie, durch die, in die Höhle eindringende, sich an ihrem scharfen Rand brechende Luft, in bedeutende Schwingungen versetzt werden. Es ist daher höchst wahrscheinlich, daſs sie viel zur Modification der Stimme beiträgt. Aus diesem Grunde ist sie für ein Supplement der eigentlichen Schallhaut zu halten, und dürfte diesemnach passend als *Membrana tympaniformis secundaria* zu bezeichnen seyn.

Zur Bewegung der Luftröhre dienen drei Paar Muskeln, die sich nach ihrer Insertion und nach ihrem Verlauf deutlich unterscheiden lassen, nämlich:

1) die Brustbein-Luftröhren-Muskeln (*M. sternotracheales*). Sie entstehen von der obern Brustbeinsecke, und befestigen sich am untern Theil der Luftröhre, gleich über den Brustkehlkopf.

2) Gabelknochen-Luftröhren-Muskeln (*M. furculae-tracheales*). Sie entstehen vom obern Rande und von der innern Fläche des Gabelknochens, und steigen an der Seite der Luftröhre bis über $\frac{1}{3}$ der ganzen Länge herauf, und befestigen sich hier an mehreren Ringen.

3) Zungenbein-Luftröhren-Muskeln *) (*M. hyo-tracheales*). Sie entstehen gleich über dem Brustkehlkopf, wo sich die Brustbein-Luftröhren-Muskeln anlegen, doch ganz getrennt von diesen, und steigen als ein Fleischbändchen, das an den Ringen befestiget ist, auf jeder Seite bis zum obern Kehlkopf herauf, hier

*) Von Cuvier sowohl, als von Tiedemann sind diese Muskeln unrichtig als fortgesetzte Fasern der Brustbein-Luftröhren-Muskel beschrieben.

vermischen sich ihre Fasern mit einem breiten Muskelbündel, und gehen mit diesem an den Zungenbein-Körper. Sie verkürzen die Luftröhre, indem sie die einzelnen Ringe einander nähern.

Auch hier überwiegt die Leber in ihrer Gröſse die Lunge, doch ist dies Verhältniſs bei den verschiedenen Arten sehr abweichend, so daſs es von 1 zu 2 bis 1 zu 5 steigt.

Organe der Ernährung.

Der Schnabel ist wie bei den Gänsen von einer mit Pigment versehenen dünnen Haut überzogen. Die hornartigen Querblätter an den Kieferrändern sind schmal, und verlängern sich am Unterkiefer auch an den Seiten desselben, so daſs der Rand nach auſsen geriffelt erscheint.

Die Zunge ist gleich breit länglicht und vorne abgerundet. Der vordere Theil ihrer Ränder ist mit langen frangenartigen Borsten versehen; am hinteren Theil derselben nehmen diese an Länge ab, und zwischen ihnen ragen 3 bis 6 harte spitze Zähnchen *) hervor. Der hintere Theil der Zunge, wie die Stimmritze ist mit weichen weiſsen Spitzen besetzt.

Die Speiseröhre ist ohne Erweiterung, und der Länge nach gefaltet, und geht in den ovalen, gegen einen Zoll langen Drüsenmagen über.

---

*) Ihre verschiedene Zahl könnte zur Unterscheidung der Arten benutzt werden. Ueberhaupt dürfte bei Bestimmung der Arten die Zunge besondere Aufmerksamkeit der Naturforscher verdienen, da ihre Gestalt charakteristisch erscheint, und ihre genaue Untersuchung selbst beim lebenden Thiere nicht schwierig ist.

Der Muskelmagen ist wie in den Gänsen, nur breitet sich der sehnige Theil mehr gleichmäfsig kreisförmig aus, und kein deutlich unterscheidbares Querband verbindet die Fleischballen.

Die Länge der mit einem Diverticulum versehenen engen Därme verhält sich zu der des weiten Darms ungefähr wie 3 bis 8 zu 1. Die Blinddärme sind länger als der Mastdarm.

Die Milz ist dreiseitig oval.

Von den Leberlappen ist der rechte länger und schmäler als der linke.

Die mit dem rechten Lappen verbundene Gallenblase ist oval.

1. Gemeine Ente, Stock-Ente. (*A. boschas*).

Die Luftröhre ist in der Mitte ein wenig enger als oben. Der untere Kehlkopf wird aus den neun unteren verwachsenen Ringen zusammengesetzt, und besteht aus einer länglichen, mit dicken Wänden versehenen Knochenblase. Eine starke fast triangulaire Scheidewand, deren Spitze in dem Luftröhrenkanal frei hervorragt, theilt diese Blase in zwei ungleiche Höhlen, von der die rechte eine mit dem Lufröhrenkanal in gerader Linie fortgesetzte, trompetenartig erweiterte Röhre bildet; die linke gröfsere erscheint als ein knöcherner länglicher Blindsack, welcher mit seinem abgerundeten Ende auswärts, und etwas aufwärts liegt, so dafs sein längster Durchmesser mit der Axe des Luftröhrenkanals ungefähr einen Winkel von 60 Graden macht.

Die Länge des Drüsenmagen beträgt $1\frac{1}{2}$ Zoll. Der Muskelmagen ist $2\frac{3}{4}$ Zoll breit und $1\frac{1}{2}$ Zoll lang.

Die Länge des engen Darms beträgt 60 Zoll, die des Mastdarms 3 Zoll. Das 4 Linien lange Diverticulum findet man 36 Zoll unter dem Magen. Von den Blinddärmen ist der eine 7 Zoll, der andere $7\frac{1}{2}$ Zoll lang.

2. Pfeif-Ente. (*A. Penelope.*)

Die Luftröhre ist oben etwas weiter als in der Mitte; sie erweitert sich dann wieder ein wenig, und geht hierauf allmählich enger werdend in den Kehlkopf über. Der Kehlkopf (*L. bronchialis*) ist im Männchen dem der gemeinen oder Stock-Ente sehr ähnlich. Er besteht aus einer vollkommen knöchernen Blase mit dicken Wänden, die oval und nach aufsen abgerundet ist. Sie ist jedoch etwas schmäler, als in der Stock-Ente, und liegt mehr horizontal, so daſs ihr gröſster Längen-Durchmesser mit der Luftröhren-Axe ungefähr einen Winkel von 70 Graden bildet.

Die Speiseröhre ist ungefähr 6 Zoll lang, und geht allmählich erweitert in den Drüsenmagen über. Dieser ist 1 Zoll lang und $\frac{5}{8}$ Zoll breit. Die Gröſse seiner zylindrischen Drüschen beträgt in der Mitte gegen 1 Linie.

Der Muskelmagen ist oval und abgerundet. Seine Breite ist $2\frac{1}{4}$ Zoll, seine Länge beträgt $1\frac{7}{8}$ Zoll; die Höhle desselben ist klein, da die Fleischballen auf jeder Seite beinahe einen Zoll messen.

Der enge Darm ist überall gleich weit, und verhält sich zur Weite des Mastdarms wie 2 zu 3. Seine Länge beträgt 50 Zoll. Das an demselben befindliche kleine konische Diverticulum, welches in einer Entfernung von 32 Zoll vom Magen angetroffen wird, ist $\frac{1}{8}$ Zoll lang.

Die Länge des Mastdarms beträgt $3\frac{1}{4}$ Zoll, die der Blinddärme 7 Zoll an jeder Seite. Ihre Weite verhält sich zu der des Mastdarms wie 1 zu 3.

Die schmale Magendrüse ist über 3 Zoll lang. An den Leberlappen liegt noch ein kleiner ungleich ausgeschnittener Anhang. Der rechte längere Lappen läuft nach unten in einen zungenartigen schmalen Fortsatz aus.

3. Brand-Ente. (*A. Tadorna.*)

Die Luftröhre ist fast gleich weit, und verengert sich ein wenig im untern Theil. Die Zahl der einzelnen Ringe beläuft sich auf 122 bis 128. In der Bildung des unteren Kehlkopfs des Männchen ist zum Theil der einfachere Typus des weiblichen erhalten. Er besteht nämlich aus einem kleinen Knochengürtel, der sich wie im Weibchen zur Aufnahme der Luftröhrenäste in zwei Röhrchen theilt. An der äufseren Seite jeder Röhre liegt eine, aus einem feinen, fast durchsichtigen Knochenblatt gebildete Blase, die nach innen flach und nach aufsen gewölbt ist. Die an der rechten Seite ist um $\frac{1}{3}$ gröfser *) als die linke, und beide hängen am vorderen Theil durch eine schmale Knochenwulst mit einander zusammen. Die Luftröhren-Oeffnung für jede Blase ist oval, und liegt schräg über dem letzten Ring, der die Luftröhrenäste aufnimmt.

---

*) Dies hat Hr. Tiedemann bereits richtig bemerkt. Von der Bisam-Ente, in der nach ihm die grofse Blase ebenfalls auf der rechten Seite liegen soll, gilt dies aber nicht. Vergl. Zoologie 2r Bd, S. 681.

Die Zunge ist gröſstentheils dick, und da wo sie in die zusammengedrückte abgerundete Spitze übergeht, schräg ausgeschnitten, so daſs ein stumpfwinklicher Lappen an jeder Seite der abgerundeten Spitze hervortritt.

Die Speiseröhre ist 10 Zoll lang. Der Drüsenmagen wie in der vorigen.

Der rundliche Muskelmagen ist $1\frac{3}{4}$ Zoll breit und $1\frac{1}{2}$ Zoll lang. Die Fleischballen sind nach auſsen stark zusammengedrückt, und bilden einen scharfen Rand.

Der enge Darm ist $67\frac{1}{2}$ Zoll lang. Das an demselben befindliche kleine warzenartige Diverticulum liegt in einer Entfernung von 36 Zoll unter dem Magen. Der Mastdarm ist $3\frac{3}{4}$ Zoll lang. Von den Blinddärmen miſst der eine $5\frac{1}{2}$ Zoll, der andere $5\frac{3}{4}$ Zoll.

Die Magendrüse ist $1\frac{1}{2}$ Zoll lang.

Die Leber und die Gallenblasen bieten keine Verschiedenheiten dar.

4. Bisam-Ente. (*A. moschata.*)

Die Luftröhre ist gleich weit und etwas von vorne nach hinten zusammengedrückt. Der untere Kehlkopf ist dem in der Brand-Ente sehr ähnlich, doch unterscheidet er sich dadurch, daſs er nur mit einer aus dünnen Wänden bestehenden Knochenblase, die an der linken Seite liegt, versehen ist. Diese ist rundlich nach hinten gewölbt, und miſst in ihrem Durchmesser beinahe 1 Zoll.

Die Lunge ist hier verhältniſsmäſsig zur ungewöhnlich groſsen Leber sehr klein. Ihr cubischer Inhalt beträgt ungefähr $2\frac{1}{4}$ Zoll, dagegen miſst die Leber $11\frac{1}{8}$ Cubikzoll.

Die Speiseröhre ist 15 Zoll, der Drüsenmagen $2\frac{1}{4}$ Zoll lang.

Die Länge des Muskelmagens beträgt $2\frac{1}{2}$ Zoll, die Breite 3 Zoll. Die Fleischballen sind an den Seiten zusammengedrückt, und gehen in einen scharfen Rand über.

Der enge Darm ist 81 Zoll lang. Das 4 Linien lange Diverticulum wird 47 Zoll vom Magen entfernt angetroffen.

Der Mastdarm mifst 3 Zoll.

Von den Blinddärmen ist der eine 7 Zoll, der andere $7\frac{3}{4}$ Zoll lang.

Die Leber ist verhältnifsmäfsig sehr grofs; der rechte Lappen ist 6 Zoll lang und $2\frac{1}{2}$ Zoll breit; die Länge des linken beträgt 3 Zoll und die Breite $1\frac{3}{4}$ Zoll.

Die gegen den Magen breiter werdende Magendrüse ist $3\frac{1}{2}$ Zoll lang.

Die Milz nähert sich in ihrer Form der in den Gänsen.

5. Sammet-Ente. (*A. fusca.*)

Die enge Stimmritze führt zu einem breiten Kehlkopf, dessen geräumige Höhle durch eine Knochenleiste, die sich quer von einer Seite zur andern erstreckt, in zwei tiefe Gruben getheilt ist. Ungefähr $4\frac{1}{2}$ Zoll unter dieser ist eine runde, vorne convexe, hinten flache Knochenblase, deren Durchmesser gegen 1 Zoll beträgt. Unter dieser Blase verlängert sich die Luftröhre noch $2\frac{1}{2}$ Zoll, und geht allmählich enger werdend in den trompetenartig gestalteten unteren Kehlkopf über, an dem keine bedeutende Erweiterungen bemerkbar sind.

Die Zunge ist, vorzüglich vorne, breiter, als die in den übrigen Arten.

Die Speiseröhre ist 9 Zoll, der Drüsenmagen 1¼ Zoll lang.

Die Breite des rundlichen Magens beträgt 1¾ Zoll, die Länge desselben 1½ Zoll.

Die Magendrüse ist breit, an den Rändern eingeschnitten, und 2½ Zoll lang.

Der enge Darm mifst 70½ Zoll und der Mastdarm 3 Zoll.

Das am engen Darm befindliche Diverticulum ist 3 Linien lang.

Von den Blinddärmen ist die Länge des einen 2¾ Zoll, die des andern 3¼ Zoll.

Die Länge des rechten Leberlappens beträgt 3½ Zoll die des linken 2½ Zoll. Letzterer ist mit einem kleinen Anhang versehen.

6. Quak-Ente, Schall-Ente. (*A. clangula.*)

Die Luftröhre hat gegen die Mitte eine beinahe 2 Zoll lange elliptische Erweiterung, deren gröfster Durchmesser gegen ¾ Zoll beträgt. Diese besteht aus 27 ungleich breiten Ringen, die, wie die Glieder einer Spiralfeder gegen einander verschiebbar sind. Sie geht dann unter dieser Erweiterung verengert, und gleich weit bleibend bis zum 12. Ringe fort; hiernach wird sie wieder weiter, und ihre Ringe werden durch zwei am vordern und hintern Theil eingeschobene keilförmige Knochenlamellen in die Halbringe getheilt, wodurch die bedeutende Erweiterung, zu der sie bei ihrer Umbildung in den grofsen unteren Kehlkopf gelangen, vorbereitet wird. Zur Bildung dieses Kehlkopfs selbst tragen die 11 letzten Ringe bei. Die kleinere Erweiterung der rechten Seite ist fast birnförmig, die der linken stellt eine lange Knochenblase dar, welche wie ein Widderhorn gekrümmt ist, und schräg aufwärts und rückwärts liegt, so daſs ihre langen Durchmesser mit der Axe des Luftröhren-Kanals einen Winkel von 60 Grad machen. Die knöcherne Scheidewand, welche beide Höhlen von einander trennt, ragt convex in die linke hervor, und steigt verschmälert, fast hakenförmig gebogen, in den Luftröhren-Kanal bis zum zwanzigsten der letzten Ringe hinauf. Zur Bewegung der sehr verschiebbaren Ringe der eliptischen Erweiterung dienen der Zungenbein-Luftröhren- und der Gabel-Luftröhren-Muskel. Dieser setzt sich an die unteren Ringe derselben; jener breitet sich mit seinen Fasern wie eine breite Binde über die ganze Erweiterung aus.

Die Gröſse der Lunge beträgt $\frac{5}{8}$ Cubik-Zoll, die der Leber $1\frac{1}{6}$ Cubik-Zoll.

Die Speiseröhre ist 6 Zoll; der Drüsenmagen, dessen Wände 2 Linien dick sind, ist kaum 1 Zoll lang.

Der längliche abgerundete Muskelmagen ist $1\frac{3}{8}$ Zoll lang und 1 Zoll breit.

Die Länge des engen Darms beträgt 50 Zoll, die des Mastdarms $2\frac{1}{4}$ Zoll.

Das 3 Linien lange Diverticulum wird 32 Zoll entfernt vom Magen angetroffen.

Von den Leberlappen ist der rechte 2 Zoll lang, und $1\frac{1}{4}$ Zoll breit, der linke $1\frac{1}{2}$ Zoll lang und breit.

7. Eis-Ente. (*A. glacialis.*)

Die Luftröhre ist gegen die Mitte etwas enger als oben, und besteht aus 75 bis 80 einzelnen Ringen. Die zunächst über dem Brust-Kehlkopf liegenden unteren 5 Ringe bilden breite weite Halbzirkel. die vorne durch dünne gerade Querrippen mit einander vereiniget werden. Die hierdurch an der vorderen Seite entstehenden gröſseren Zwischenräume werden durch eine feine Haut geschlossen. Der untere Kehlkopf wird durch die vereinigten letzten neun Ringe gebildet. Die rechte Erweiterung besteht aus einer trompetenartigen, in der Mitte eingedrückten Röhre. Die linke bildet eine schräg aufwärts gerichtete, einem halben Ey ähnliche Blase, die mit ihrer flachen Seite nach auſsen, mit ihrer gewölbten nach innen gekehrt ist. Die äuſsere flachere Wand wird bei jüngeren Thieren gröſstentheils aus einer dünnen Haut gebildet, die beim höhern Alter verknöchert, so daſs dann ihre Wände vollkommen knöchern erscheinen.

Der cubische Inhalt der Lunge ist ungefähr $\frac{3}{4}$ Zoll, dagegen das Maaſs der Leber $1\frac{1}{2}$ Cubikzoll beträgt.

Die Speiseröhre ist 6 Zoll, der Drüsenmagen 1 Zoll lang.

Die Länge des Muskelmagens beträgt $1\frac{1}{4}$ Zoll, die Breite $1\frac{1}{2}$ Zoll.

Der enge Darm miſst $70\frac{1}{2}$ Zoll, der Mastdarm $2\frac{1}{2}$ Zoll; das Diverticulum ist $\frac{3}{8}$ Zoll lang.

Von den Blinddärmen beträgt die Länge des einen $2\frac{3}{4}$ Zoll, die des andern 3 Zoll.

Der rechte Leberlappen ist $2\frac{3}{4}$ Zoll, der linke 2 Zoll lang.

8. Berg-Ente. (*A. marila.*)

Die Luftröhre ist nach unten etwas verengert, und besteht aus 105 einzelnen Ringen.

Der untere Kehlkopf *) wird von den vereinigten 11 letzten Ringen gebildet. Die Erweiterung an der rechten Seite gleicht einer bauchig aufgetriebenen Röhre. Die linke Höhle wird aus dem obern engeren Theil, und dem stark erweiterten, fast herzförmigen Anhang gebildet. Auf die Bildung des letzteren werden die vier untersten Ringe verwendet. Von diesen verlängert sich der zweite, der sich durch seine Dicke von den übrigen auszeichnet, fast perpendiculair aufwärts, und steigt dann bogenförmig gekrümmt an der hinteren Seite zu dem horizontal nach hinten gekrümmten untersten hinab. Eine dünne Haut, die zwischen diesem Bogenringe und dem untersten horizontalen Aste ausgespannt ist, bildet die äufsere Wand dieses Anhangs. Der Ausschnitt zwischen der Bogenrippe und dem Kehlkopf wird ebenfalls durch eine Haut ausgefüllt. Der erste und der dritte Ring, die unvollkommen sind, verlängern sich, wie Aestchen in diesen Häuten, so dafs der erste in die innere, der dritte in die äufsere übergeht.

Die Speiseröhre ist 6 Zoll, der Drüsenmagen 1 Zoll lang.

Die Länge des ovalen Muskelmagens beträgt $1\frac{3}{4}$ Zoll, die Breite $2\frac{1}{2}$ Zoll, der enge Darm ist $76\frac{1}{2}$ Zoll lang. Das daran befindliche konische Diverticulum ist 47 Zoll vom Magen entfernt. Der Mastdarm ist $4\frac{1}{2}$ Zoll

*) Er ist dem der Tafel-Ente (*A. ferina*) sehr ähnlich; doch unterscheidet sich dieser dadurch, dafs seine rechte Höhle nicht so stark bauchig erweitert ist, und der linke halbrunde Anhang ans breiteren bogenförmigen Knochenrippen gebildet ist, daher die vordere Wand bis auf eine kleine Stelle aus Knochen besteht, zu deren Bildung 3 Knochenringe verwandt werden.

lang. Von den Blinddärmen ist der eine $5\frac{1}{2}$ Zoll, der andere $4\frac{3}{4}$ Zoll lang.

IV. Gattung. Säger, Tauch-Ente. (*Mergus.*)

Organe der Respiration.

Die Luftröhre ist von vorne nach hinten etwas zusammengedrückt, und ungleich weit. Der Schild des oberen Kehlkopfes ist mit einem langen Kamm (*Crista*) versehen. Am unteren Kehlkopf findet man in manchen, wie bei den Enten, grofse Erweiterungen. Die Gröfse der Lunge zur Leber verhält sich wie 1 zu 2 bis 3.

Organe der Ernährung.

Die Kieferränder sind mit konischen Hornfalten, die ihre Spitze nach hinten richten, versehen.

Die Zunge ist pfeilförmig vorne zugespitzt. In der Mitte läuft von der Wurzel bis zur Spitze eine Furche mit scharfen Leisten, welche mit spitzen nach hinten gekrümmten Zähnchen besetzt sind.

Der Zungenknochen ist lanzettförmig, und wird wie bei den vorigen, mit dem Zungenbeinkörper, der hier etwas breiter ist, eingelenkt.

Die Speiseröhre ist ohne Erweiterung.

Der Muskelmagen ist rundlich; die Fleischwände haben an Dicke abgenommen, vorzüglich der Pförtnerballen, daher ist die Höhle verhältnifsmäfsig gröfser, als in den vorigen Arten.

Die Leberlappen sind fast gleich lang; der linke bildet ein verschobenes, der rechte ein längliches Viereck.

Die Milz ist oval und dreiseitig abgerundet. Die Magendrüse ist fingerförmig gelappt, und nicht so lang als in den vorigen.

Am engen Darm findet man ein Diverticulum. Die Blinddärme sind kürzer als der Mastdarm.

Die Länge der engen Därme hat verhältnifsmäfsig zu dem weiten Darm sehr zugenommen, so dafs jener von 14—15 bis 28 mahl länger erscheint.

1. Taucher-Gans. (*Mergus merganser.*)

Die Luftröhre ist stark zusammengedrückt, und hat zwei Erweiterungen, von denen die untere enger, und um ein drittel kürzer ist, als die obere. Die Zahl der einzelnen Ringe ist unbeständig, denn ich habe bei verschiedenen Männchen 149, 152 bis 153 gezählt. Ungefähr 16 verwachsene Ringe tragen zur Bildung des grofsen unteren Kehlkopfs bei. Die rechte kleinere Höhle dieses Kehlkopfes ist länglich, nach unten bauchig, und von einer birnförmigen Gestalt. Die geräumigere linke Höhle bildet eine aus vier ungleichen Seiten bestehende Pyramide, deren Basis ein verschobenes Viereck mit einer wulstförmigen Knochen-Erweiterung bildet. Von dieser Wulst gehen zwei breite Knochenrippen ab, von denen die untere in einem Bogen fast horizontal nach hinten fortläuft, die andere am vorderen und mittleren Theil dieser Höhle fast perpendiculair aufwärts steigt, und dann, nachdem sie einen nach oben gerichteten Bogen gebildet hat, hinten zur horizontalen Rippe hinab gehet. Die zwischen diesen Bogen befindlichen Ausschnitte, wovon der eine nach vorne, der andere nach aufsen, und der dritte nach hinten liegt, werden durch die zwischen diesen Rippen ausgespannten Häute geschlossen. Die vierte oder innere Seite dieser Erweiterung bildet die mit der knöchernen Scheidewand parallel stehende *Membrana tympaniformis secundaria*.

Die Speiseröhre ist 12 Zoll, der Drüsenmagen $1\frac{1}{2}$ Zoll lang.

Der Muskelmagen ist rundlich $1\frac{1}{2}$ Zoll lang und breit.

Die Länge des engen Darms beträgt $74\frac{1}{4}$ Zoll, die des Mastdarms über 2 Zoll.

Das Diverticulum mifst $\frac{1}{4}$ Zoll.

Von den Blinddärmen ist der eine 2 Zoll, der andere $\frac{3}{4}$ Zoll lang.

Der rechte Leberlappen ist $1\frac{1}{8}$ Zoll, der linke $1\frac{1}{2}$ Zoll breit.

2. Meerrochen. (*M. serrator.*)

Die Luftröhre ist weniger, als in der vorigen zusammengedrückt. An der obern Hälfte bemerkt man eine drei Zoll lange Erweiterung. Unter dieser wird sie in der Länge von 1 Zoll viel enger, und steigt dann wieder etwas erweitert und mehr zusammengedrückt bis zum Labyrinth hinab. Die unteren 24 Ringe zeichnen sich von den übrigen dadurch aus, dafs sie in ihrem vorderen Segment sehr viel schmäler sind, als in ihrem hinteren.

Der untere Kehlkopf besteht aus zwei grofsen Erweiterungen, die zwei fast gleich geräumige Höhlen bilden.

Er wird aus den untersten 17 Knochenringen *) zusammengesetzt. Seine rechte Erweiterung ist einem halben Ey ähnlich, das mit seinem gewölbten Theil nach innen, mit seinem flachen nach aufsen gekehrt ist. Jener besteht aus Knochen, dieser aus Haut. Die linke Erweiterung ist der in dem vorigen sehr ähnlich, und unterscheidet sich dadurch von jener, dafs sie nur aus 3 Seiten besteht. Die perpendiculaire Rippe steigt hier nämlich so nahe an der Scheidewand herauf, dafs die vordere Wand ganz verschwindet, und demnach diese Höhle von der äufseren hinteren und inneren Wand, die hier ebenfalls aus dünnen, zwischen den Rippen ausgespannten Häuten bestehen, eingeschlossen wird.

Die Speiseröhre ist 11 Zoll lang. Die Länge des Drüsenmagens beträgt $1\frac{1}{4}$ Zoll, die Dicke seiner Wände über drei Linien.

---

*) Dies ist an der Luftröhre eines jüngeren Thiers, welche in unserem Museum aufbewahrt wird, sehr deutlich. Auch zeigt die Bildung des unteren Kehlkopfes, die wir hier wahrnehmen, sehr klar, dafs derselbe nicht blos durch Zusammenschmelzung der einzelnen Ringe, sondern durch einen eigenthümlich modificirten Bildungsprocefs, der in einer wechselseitigen bestimmten Absorbtion und Deposition der Knochenmasse bedingt scheint, zu der Gestalt gelange, die wir bei seiner vollständigen Ausbildung antreffen. Wir finden daher hier noch an manchen Stellen vollkommen erhaltene Knochenringe, welche am vollkommen gebildeten Kehlkopf in älteren Thieren aus Häuten, oder vollständigen Knochenschalen bestehen.

Höchst merkwürdig ist es ferner, dafs wir hier den Verknöcherungspunct der einzelnen Ringe am vorderen und mittleren Theil der Luftröhre finden, da dieselben an der vollkommen ausgebildeten Luftröhre aus zweiseitigen Halbringen zusammengesetzt erscheinen. Es möchte also das vom Herrn Fleischmann (de chondrogenesi asperae arteriae. Erlang. 1820. p. 26) ausgesprochene Gesetz über die Bildung der Luftröhre wohl nicht unbedingt geltend gemacht werden können, falls man nicht diesen hier bemerkten Knochen-Ansatz als zufällig oder abnormal erweisen könnte.

Der Muskelmagen ist 1¾ Zoll lang und 1½ Zoll breit.

Der enge Darm mifst 78 Zoll, der Mastdarm 2¾ Zoll. Das ¼ Zoll lange Diverticulum ist 48 Zoll vom Magen entfernt. Von den Blinddärmen, die in der Mitte etwas weiter sind, als oben und unten, ist der eine kaum 1 Zoll, der andere 1¼ Zoll lang.

Die Breite des rechten Leberlappens beträgt 1⅛ Zoll, die des linken 1⅜ Zoll.

2. Weifse Tauch-Ente. (*A. albillus.*)

Die Luftröhre ist in der Länge von 2 Zoll unter dem Kehlkopfe zusammengedrückt und enge. Sie geht dann bedeutend weiter, und walzenförmig bis zum untern Kehlkopf hinab. Die linke Erweiterung des Brust-Kehlkopfes bildet eine fast horizontal liegende ovale Knochenblase, die nach aufsen in eine dünne bogenförmig gekrümmte Knochenrippe übergeht. Die zwischen dieser Rippe und dem hinteren und vorderen äufseren Rand der Blase befindlichen Oeffnungen werden durch dünne Häute verschlossen.

Die Speiseröhre ist gegen 7 Zoll, der Drüsenmagen 1¼ Zoll lang.

Der rundliche Muskelmagen ist 1 Zoll lang und breit.

Die Länge des engen Darms beträgt 75 Zoll. Er ist in der Weite sehr wenig verschieden vom Mastdarm.

Der Mastdarm mifst 2¼ Zoll.

Das 3 Linien lange Diverticulum findet man 46 Zoll unter dem Magen.

Man trifft hier nur einen Blinddarm an, dessen Länge ⅜ Zoll beträgt.

Die Magendrüse ist 3 Zoll lang.

Die Leberlappen sind fast gleich breit und lang.

V. Gattung. Taucher. (*Colymbus.*)

Organe der Respiration.

Die Luftröhre ist gleich weit und etwas zusammengedrückt. Der groſse Schild des oberen Kehlkopfes ist mit einem Kamm (*Crista*) versehen. Der untere Kehlkopf besteht auf jeder Seite aus fünf nach unten weiter werdenden Halbringen, die in schräger Richtung von hinten abwärts nach vorne liegen. Sie gehen hier unter einen spitzen Winkel in einander über; hinten aber stehen sie auseinander, und so bilden sie ziemlich groſse, beinahe dreiseitige Oeffnungen zur Aufnahme der Luftröhrenäste.

Das Gröſsen-Verhältniſs der Lunge zur Leber ist von dem in der vorigen Gattung bemerkten nicht verschieden.

Organe der Ernährung.

Die Zunge ist schmal, lanzettförmig, glatt und stark zugespitzt. Ihre Wurzel wird von einem Plättchen, das mit feinen weiſsen Spitzen besetzt ist, begrenzt. Dies ist bei den verschiedenen Arten von verschiedener Breite.

Die Speiseröhre ist ohne Erweiterung, und gefaltet. Der Drüsenmagen ebenfalls der Länge nach gefaltet, und von beträchtlicher Gröſse. Die Drüsen-Zylinder sind kürzer als in den vorigen Arten, und ihre Oeffnungen sind weniger rund und regelmäſsig, deswegen erscheint die innere Haut netzförmig und ungleich. Der Muskelmagen ist rundlich, doch hat die Dicke der Fleischballen im Verhältniſs zur Höhle abgenommen.

Die Leber besteht aus 2 fast gleich langen Lappen, die Gallenblase liegt unter dem rechten.

Die Milz ist lang, und beinahe 3 mahl länger als breit.

Der Mastdarm ist verhältniſsmäſsig sehr kurz. Die Blinddärme sind nur wenig länger, gleich weit, und ihre innere Haut ist überall bis an ihr blindes Ende mit Zotten versehen.

Die Länge des engen Darms verhält sich wie 9 bis 13 zu 1.

1. Schwarzkehliger Taucher. (*C. articus.*)

Die Speiseröhre ist 12 Zoll, der Drüsenmagen $1\frac{1}{2}$ Zoll lang und über $\frac{1}{2}$ Zoll breit. Das Maaſs der Lunge beträgt 1 Zoll, das der Leber $2\frac{1}{5}$ Zoll.

Der Muskelmagen ist rund, auf der einen Seite convex, auf der andern flach. Die Dicke des Magenmundballen beträgt $\frac{1}{2}$ Zoll, die des Pförtnersballen $\frac{3}{8}$ Zoll, und die gröſste Breite im Ganzen $1\frac{1}{2}$ Zoll.

Der enge Darm miſst 47 Zoll, der Mastdarm 1 Zoll. Die Weite von diesem verhält sich zu der von jenem wie 4 zu 3.

Die Blinddärme sind oval und $1\frac{1}{4}$ Zoll lang.

Von den Leberlappen, die den unteren Theil des Herzens umfassen, ist der linke etwas breiter als der rechte.

Ein Diverticulum wurde nicht gefunden, doch ist es möglich, daſs dies bei Entwickelung des Darmkanals, der verwachsen war, unbemerkt weggenommen worden ist.

2. Rothkehliger Taucher. (*C. rusogularis.*)

Die Speiseröhre ist gegen 10 Zoll lang. Der Drüsenmagen ist weit und $1\frac{1}{2}$ Zoll lang.

Der Muskelmagen ist länglich, $1\frac{1}{4}$ Zoll breit und $1\frac{1}{2}$ Zoll lang. Die Dicke der Fleischballen beträgt ungefähr $\frac{3}{8}$ Zoll.

Der enge Darm ist $55\frac{1}{2}$ Zoll, der Mastdarm $1\frac{3}{4}$ Zoll lang. Das $\frac{1}{4}$ Zoll lange Diverticulum ist 29 Zoll vom Magen entfernt.

Die Länge der Blinddärme, die eben so weit sind, als der Mastdarm, beträgt 2 Zoll.

Der rechte Leberlappen ist schmäler als der linke. Die eyförmige Gallenblase liegt in einer tiefen Grube des rechten Leberlappens.

Die Magendrüse besteht aus 2 Lappen, und ist 3 Zoll lang.

Die Milz ist 1 Zoll lang, und in der Mitte $\frac{1}{4}$ Zoll breit, und verschmälert sich an ihren beiden Enden.

3. Gesprenkelter Taucher. (*C. stellatus* *).)

Die Speiseröhre ist $9\frac{3}{4}$ Zoll lang; der Drüsenmagen weit und $1\frac{1}{2}$ Zoll lang.

Der Muskelmagen gleicht in der Form und Gröſse ganz dem des vorigen.

Der enge Darm ist $56\frac{1}{2}$ Zoll. Die Länge der Blinddärme beträgt $2\frac{3}{8}$ Zoll. Das Diver-

*) Die geringe Verschiedenheit der Ernährungs-Organe von denen der vorigen Art, als die groſse Leber und Milz, wie auch die etwas längeren Blinddärme, sprechen dafür, daſs diese nur für einen jungen Vogel derselben Art zu halten sey.

ticulum ist um 1 Linie länger, als in der vorigen Art.

Die Magendrüse ist von eben der Gestalt wie in jener.

Die Leber und Milz sind etwas gröſser; letztere ist hier $1\frac{1}{4}$ Zoll lang und $\frac{3}{8}$ Zoll breit.

VI. Gattung. Papageytaucher. (*Alca.*)

Respirations-Organe.

Die Luftröhre ist etwas zusammengedrückt, unten rundlich und wenig enger. Sie besteht aus 80 und einigen Ringen. Der am Schilde des oberen Kehlkopfes befindliche Kamm bildet einen kleinen rundlichen Hökker. Der untere Kehlkopf wird von den untersten sechs Ringen zusammengesetzt, und kommt in seiner Gestalt mit dem in der vorigen Gattung überein.

Ernährungs-Organe.

Die Zunge ist lanzettförmig und glatt. An ihrer Wurzel liegen harte, in einer Bogenlinie gestellte Spitzchen.

Die Speiseröhre ist ohne Erweiterungen.

Der Drüsenmagen ist verhältniſsmäſsig sehr groſs, dagegen der Muskelmagen sehr klein und rund. Die Fleischballen sind nicht dick, so daſs die Höhle beinahe die Hälfte des Ganzen ausmacht.

Von den Leberlappen ist der rechte kürzer und etwas breiter als der linke.

Die am rechten Leberlappen liegende Gallenblase ist lang und fast zylindrisch.

Die Milz ist fünf mahl und darüber länger als breit.

Die Blinddärme sind kürzer als der Mastdarm, und ihre ganze innere Haut mit Zotten versehen.

1. Schwarzschnäbliger Papagey-Taucher *). (*Alca pica.*)

Die Speiseröhre ist 6 Zoll lang, und der Länge nach gefaltet.

Der ungewöhnlich groſse Drüsenmagen ist 2 bis $2\frac{3}{4}$ Zoll lang. Die Drüsen-Oeffnungen sind sehr groſs.

Der kleine Muskelmagen ist $\frac{7}{8}$ Zoll breit und $\frac{3}{4}$ Zoll lang.

Die Länge des engen Darms fand ich in verschiedenen Exemplaren verschieden, in einem von 41, in einem andern von 44 Zoll, und im dritten von 50 Zoll.

Der Mastdarm miſst $1\frac{1}{4}$ Zoll.

Die Länge der Blinddärme steigt von $\frac{3}{8}$ bis $\frac{5}{8}$ zu $\frac{3}{4}$ Zoll, und ist $\frac{1}{8}$ Zoll breit.

Ein Diverticulum habe ich nicht gefunden.

Die Milz ist beinahe $1\frac{1}{4}$ Zoll lang und in der Mitte $\frac{1}{4}$ Zoll breit.

Von den Leberlappen ist der rechte $2\frac{1}{4}$ Zoll lang und $1\frac{1}{4}$ Zoll breit; der linke $3\frac{1}{4}$ Zoll lang und 1 Zoll breit.

VII. Gattung. Meve. (*Larus.*)

Organe der Respiration.

Die Stimmritze ist hinten mit weiſsen, im Kreise stehenden Spitzchen besetzt. An ih-

*) Hiermit habe ich nur ein Exemplar von *Alca Torda* vergleichen konnen, wo ich auſser einer geringeren Weite der Blinddarme in den übrigen Organen der Ernährung keine bedeutende Abweichungen bemerkte.

rem vorderen Winkel liegt eine Hautfalte, die man für ein Rudiment des Kehldeckels halten kann.

Der am Schilde befindliche Kamm läuft hier länger und zugespitzter aus, als in dem Papageytaucher. Der untere Kehlkopf ist dem der Taucherarten ähnlich, doch liegen seine Halbringe nach hinten weiter auseinander, daher erscheint er breiter, als in jenem. Das Gröſsen-Verhältniſs der Lunge zur Leber bietet keine groſse Verschiedenheit von dem in der vorigen Gattung dar.

Organe der Ernährung.

Die Zunge ist schmal, lanzettförmig, und läuft in eine Spitze aus, welche eingekerbt ist. Ihre Wurzel wird von feinen weiſsen Spitzchen umfaſst, von denen die nach auſsen liegenden etwas länger sind, als die mittleren. Sie bilden gleichsam einen halbmondförmigen Saum, dessen Concavität gegen die Stimmritze gekehrt ist.

Die Speiseröhre ist ohne Erweiterung.

Der Drüsenmagen ist nicht groſs, und die Schleimöffnungen wie die Drüsen sind klein.

Der Magen ist länglich. Die Fleischballen sind klein, daher ragen die Wände der Höhle wulstförmig zwischen ihnen hervor, wodurch er eine eigenthümliche Gestalt erhält.

Der enge Darm ist fast eben so weit, als der Mastdarm. Die Blinddärme viel kürzer als der letztere.

Von den Leberlappen bildet der linke fast einen Rhombus; der rechte ist nicht so breit, aber etwas länger. Der untere Rand desselben ist scharf, und bis zur Ecke des linken Randes, der sich fast zungenartig verlängert, schräg ausgeschnitten.

Die Milz ist spindelförmig und sehr lang, der enge Darm verhält sich zum Dickdarm wie 9 bis 13 zu 1.

1. Gemeine Meve. (*Larus canus.*)

Die Speiseröhre ist 6 Zoll lang.

Die Länge des Drüsenmagen beträgt kaum $\frac{3}{4}$ Zoll.

Der längliche Muskelmagen ist gegen $\frac{3}{4}$ Zoll breit und $1\frac{3}{4}$ Zoll lang.

Der enge Darm mifst $32\frac{1}{2}$ Zoll, der Mastdarm $1\frac{3}{4}$ Zoll.

Das Diverticulum erscheint hier als ein Fädchen, welches $1\frac{1}{2}$ Linien lang, und kaum $\frac{3}{4}$ Linien dick ist.

Die Länge der Blinddärme beträgt $\frac{3}{8}$ Zoll.

Von den Leberlappen ist der linke $1\frac{3}{4}$ Zoll lang und $1\frac{1}{4}$ Zoll breit, der rechte $2\frac{1}{2}$ Zoll lang, $1\frac{1}{8}$ Zoll breit.

Die Länge der Milz beträgt $1\frac{1}{4}$ Zoll, ihre gröfste Breite gegen 3 Linien.

2. Mantel-Meve. (*L. marinus.*)

Die Speiseröhre ist $9\frac{1}{2}$ Zoll lang.

Der Drüsenmagen wie in der vorigen.

Der Muskelmagen ist $1\frac{1}{4}$ Zoll breit und $1\frac{1}{2}$ Zoll lang.

Die Gestalt der Leber kommt mit der der vorigen überein. Der rechte Leberlappen ist 3 Zoll lang und $1\frac{1}{3}$ Zoll breit, der linke $1\frac{3}{4}$ Zoll lang und $1\frac{1}{4}$ Zoll breit.

Der enge Darm mifst 41 Zoll, und der gleich weite Mastdarm gegen $2\frac{1}{2}$ Zoll.

Die kleinen konischen Blinddärme sind $\frac{3}{8}$ Zoll lang.

Die Magendrüse ist $3\frac{1}{2}$ Zoll lang, und besteht aus 2 Lappen, von denen der eine gegen den Magen hin in 2 lange Schenkel sich theilt.

Die Milz ist $1\frac{1}{2}$ Zoll lang, und hat im gröſsten Querdurchmesser nur $2\frac{1}{2}$ Linien.

Ein Diverticulum habe ich hier nicht gefunden.

3. Gelbfüſsige Meve. (*L. flavipes. Meyeri. L. fuscus. Lin.*)

Die Speiseröhre ist 7 Zoll lang.

Der Drüsenmagen wie in der vorigen gegen $\frac{3}{4}$ Zoll lang.

Der Muskelmagen ist rundlich und 1 Zoll breit und lang.

Der enge Darm miſst $30\frac{1}{2}$ Zoll, der Mastdarm 2 Zoll.

Die Länge der Blinddärme beträgt $\frac{3}{8}$ Zoll.

Der linke Leberlappen ist $1\frac{3}{4}$ Zoll lang und 1 Zoll breit, der rechte $2\frac{1}{4}$ Zoll lang und $1\frac{1}{4}$ Zoll breit, und ohne einen zungenförmigen Anhang.

Die Gestalt der Milz wie in der vorigen. Ihre Länge beträgt $1\frac{1}{2}$ Zoll, ihre gröſste Breite 3 Linien.

4. Grauliche Meve. (*L. glaucus* *).)

Die Speiseröhre ist 11 Zoll, der Drüsenmagen $\frac{3}{4}$ Zoll lang.

*) Da der Darmkanal von dem der Mantel-Meve so wenig verschieden ist, daſs wir kaum berechtiget sind, diese hiernach als eine besondere Art im System aufzuführen, so bedaure ich um so mehr, daſs ich die Zungen beider Arten nicht habe vergleichen können.

Der Muskelmagen ist $1\frac{1}{4}$ Zoll breit und lang.

Der enge Darm mifst $49\frac{1}{2}$ Zoll, der Mastdarm 2 Zoll.

Von den Blinddärmen beträgt die Länge des einen $\frac{1}{4}$ Zoll, die des andern $\frac{3}{8}$ Zoll.

Die runde schmale Milz ist $1\frac{3}{8}$ Zoll lang.

Der linke Leberlappen ist beinahe 2 Zoll lang, der rechte mifst mit dem zungenförmigen Anhang gegen $3\frac{1}{2}$ Zoll.

Diverticulum fehlt.

Ueber den Schwertfisch.

Der Schwertfisch (*Xyphias gladius*) kommt an unserer Ostseeküste nicht selten, gewöhnlich im Spätjahr vor. Dies ist schon von Kölpin, welcher mehrere von bedeutender Gröſse beschrieb *), bemerkt worden. Auch ich hatte unlängst Gelegenheit, ein solches an unserer Küste — bei Stralsund — gefangenes Thier, dessen Länge über 5 Fuſs betrug, zu zergliedern.

Da die Haut, die Flossen und die Augen beim Transport beschädiget waren, so kann ich hier nur die inneren Theile genau beschreiben, und glaube hierdurch einen nützlichen Beitrag zur Zootomie zu liefern, weil die früheren von Bartholie **), Hartmann ***), Schellhammer †), und selbst von Kölpin ††) angestellten Untersuchungen sehr mangelhafte Resultate gewähren.

*) Konge vetenskaps Akademiens Handlingar for' Ar 1770 —1771. Vol. 31—32.

**) Histor. anatom. rar. Cent. II. 16.

***) Ephem. natur. cur. Append. ad. ann. II. Dec. III.

†) De anatomia Xiphiae. Hamb. 1704. 4.

††) A. O. Bd. 32. Tab. 2. Abbild. des ganzen Fisches, der Wirbelsaule und der Eingeweide.

Die Länge des ganzen Skeletts von der Schwanzwurzel bis zur Spitze des schnabelförmigen Oberkiefers beträgt über $5\frac{1}{2}$ Fuſs. Der ganze Kopf vom Hinterhaupte bis zum Ende des Schwerts miſst $2\frac{1}{2}$ Fuſs. Die beinahe dreieckige Hirnschale ist verhältniſsmäſsig sehr klein, und ungefähr 4 Zoll breit und 6 Zoll lang; dagegen beträgt die Länge der Gesichtsknochen mit dem Schwerte über 2 Fuſs. Die Unterkieferstücken, die sich vorne unter einem spitzen Winkel verbinden, verlängern sich nicht über den vordern Rand des Stirnbeins, und sind nur $7\frac{1}{2}$ Zoll lang. Die einzelnen Knochen, die das Schwert zusammensetzen, haben groſse Aehnlichkeit mit denen des Schnabels der Vögel. Die Wirbelsäule wird aus 12 Rückenwirbel und 14 Schwanzwirbel gebildet. An den ersten bemerkt man zwei Dornfortsätze, einen hinteren längeren und einen vorderen kürzeren und zwei Querfortsätze, die kurz und breit sind. Die Schwanzwirbel haben, wie bei den übrigen Fischen, zwei Fortsätze, die gegen den letzten Wirbel allmählig an Länge abnehmen, und horizontal gestellt werden. Die Rippen fehlen *).

Unter der Haut trifft man keine Fettlage an. Die Muskeln sind weiſsgelblich wie Speck, und von Oel durchdrungen. Beim Kochen, wodurch die öligen Theile ausgeschieden werden, wird die Fleischmasse consistenter und faserig, und so wohlschmeckend wie das zarteste Kalbfleisch. Die Kiemen bestehen auf jeder Seite

*) In dem nächstens erscheinenden 5ten Hefte meiner ichthyotomischen Tafeln werde ich nebst der Abbildung des ganzen Skeletts eine ausführlichere Beschreibung desselben liefern.

aus vier ganzen Blättern, die an dem knöchernen Bogen befestiget sind. Aufser diesen liegt noch ein halbes Kiemen-Blatt an der innern Fläche des grofsen Kiemen-Deckels. In der Struktur zeichnen sich die Kiemen unverkennbar durch eine Annäherung zum höheren zelligen Lungenbau aus. Sie bestehen nämlich nicht wie bei den übrigen Fischen aus einzelnen pyramidenförmigen Blättchen, sondern bilden ein zusammenhängendes Blatt, welches mit einer Knochenrinde überzogen ist. Dieser Ueberzug ist zwischen den parallelen Blättchen mit unzähligen ungleich länglichen Löchern versehen, durch welche das Wasser zu den auf der inneren Fläche vertheilten Gefäfsen gelangen kann.

Das Herz ist abgerundet dreieckig, das Herzohr rundlich und weit. Im Umfang der Oeffnung des Herzohrs liegen vier sichelförmige Klappen, die sich mit ihren Hörnern in den Ventrikel stark verlängern. An der Aorten-Oeffnung liegen nur zwei halbmondförmige Klappen.

Die Eingeweide sind von denen der übrigen Fische etwas verschieden, und nähern sich sogar dem Typus derselben in den Vögeln.

Der glatte und weite Schlund geht in gerader Richtung in den Magen über. Dieser besteht aus einem 12 Zoll langen und 3 Zoll breiten blinden Sack, der nach unten schmal abgerundet ist. Er wird aus einer dicken Muskelhaut gebildet, in welcher man Längsfasern und Kreisfasern unterscheidet; jene liegen nach aufsen, diese nach innen. Die innere Haut ist mit starken Querfalten versehen, wodurch bedeutende ungleiche Erhabenheiten und Vertiefungen entstehen.

An dem oberen Theil des Sacks, da, wo der Schlund in ihn übergeht, befindet sich die $\frac{1}{4}$ Zoll weite Pförtner-Oeffnung. Von dieser geht der enge Darm unter einem rechten Winkel von dem Magensack zu einem grofsen länglich runden Körper, den einige ältere Zergliederer für die Leber gehalten haben. Der Consistenz nach, hat er allerdings einige Aehnlichkeit mit den festeren Organen, die in der Verbindung mit dem Darmkanal angetroffen werden: doch unterscheidet er sich auch wieder durch seine Farbe von diesen, und die wahre Beschaffenheit dieses Theils ist nicht schwer zu erkennen, wenn man sich an die eigenthümliche verschiedene Form, unter welcher die Pförtner-Anhänge *) in den Fischen vorkommen, erinnert. Wie beim Stör, werden hier sämmtliche Zweige der Pförtner-Anhänge (*Appendices pyloricae*) vereinigt, und bilden diesen Körper. Alle Zweige gehen von mehreren Hauptästen ab, und laufen nach mannigfaltiger Theilung endlich in enge lange Blindsäckchen aus. Alle Zweige und Säckchen werden durch ein lockeres Zellgewebe innen mit einander vereinigt, und erhalten nach aufsen eine dickere gemeinschaftliche Hautbekleidung.

Von dem Hauptaste dieser Anhänge steigt der $\frac{1}{2}$ Zoll breite und 50 Zoll lange enge Darm herab. Dieser macht in seinem Verlauf sieben in einem Zickzack dicht unter einander liegende Krümmungen, und geht dann mit seinem fast ∽ gebogenen Ende in den $1\frac{1}{2}$ Zoll

---

*) Vergl. Observationum anatomicarum Collegii privati Amstelodamensis, pars altera. Amst. 1673.

breiten Mastdarm über. An diesem Ende wird der Darm bemerkbar enger, und an seinen beiden letzten Krümmungen liegen unter der Muskelhaut zwei breite gekrümmte Knochenstücke, wodurch diese Windungen unterstützt werden. Die Einsenkung dieses Endes in den Mastdarm geschieht mehr an der Seite, so daſs der letztere wie ein blinder Sack nach hinten hervorragt. Die Oeffnung ist mit einer kreisförmigen Klappe umgeben. Die innere Haut bildet dichte Querfalten, in denen man zottenähnliche Fasern bemerkt; dichter und länger findet man diese Falten in der Mitte, sparsamer und kürzer am Anfange, und gegen das Ende des dünnen Darms.

Der Mastdarm steigt ohne Windungen zum After herab. Er ist 4 Zoll lang. Seine Muskelhaut ist dick, seine innere rauh und mit vielem Schleim überzogen. Vom Mastdarm gehen zwei bedeutende Blinddärme *) ab, von denen der längere rechte 4½ Zoll lang und ungefähr 1 Zoll breit ist. Sie werden von einer dünnen Fleischwand gebildet, die innen mit ungleich hervorragenden gekräuselten Fettzotten besetzt ist. Beide öffnen sich in einen gemeinschaftlichen Sack unter dem Ausgang des Mastdarms. Auf dem blinden Ende des rechten Blinddarms liegt ein kleiner rundlicher Körper von der Gröſse einer Haselnuſs. Er besteht aus mehreren Häutchen, die eine dicke

*) Ueber die Bestimmung dieser Theile waren die Meinungen der älteren Anatomen sehr verschieden. Bartholin hielt sie fur Testikeln, Hartmann für Mutteranhänge, und Schellhammer vergleicht sie, hochst wahrscheinlich wegen der Aehnlichkeit der Fettanhange mit den Falten, die in dem Magen der Wiederkäuer vorkommen, mit der Haube *(Reticulum)* derselben.

dicke gallertartige Masse enthalten, und geht in einen rundlichen, $1\frac{1}{2}$ Linie dicken Kanal über, der in der Mitte der Höhle des Blinddarms in der Länge von einem Zoll herabsteigt, sich hierauf gegen die Wand des Blinddarms beugt, diese durchbohrt, und dann von der Haut des Darms umfaſst, zum Mastdarm hinübergeht, in dem er sich mit einem kleinen runden Loche öffnet.

Wenn gleich Form und Verbindung diesen Körper als ein Absonderungs-Organ charakterisiren, so ist er doch in seiner Bildung und Verbindung von allen mit dem Mastdarm verbundenen Absonderungs-Organen in den übrigen Thieren so sehr verschieden, daſs ich ihn mit keinem von diesen bestimmt zu vergleichen wage *). Auch ist mir in den Fischen kein Theil bekannt, der für ein Analogon dieses Theils gelten könnte, und selbst der von Home in dem Hayfisch bemerkte sackförmige Anhang des Mastdarms, entspricht mehr dem Rudiment eines Blinddarms als diesem Bläschen.

Da die Leber von Fäulniſs so angegriffen war, daſs sie zerfloſs, so konnte ich mir über ihre Beschaffenheit eben so wenig, wie über die der Gallenblase eine genaue Kenntniſs verschaffen.

Die Milz ist rund, dunkelroth, liegt an der ersten Krümmung des engen Darms, und enthält viele und groſse Gefäſse.

---

*) Nach der Meinung meines verehrten Freundes, des Herrn Geh.-Raths Rudolphi in Berlin, dem ich die Zeichnung vorlegte, dürfte dieser Theil für das Nest eines Eingeweidewurms — Bothriocephalus plicatus — Entozoorum Synopsis. Berolini 1819 p. 471 zu halten seyn. Jedoch werden hierüber nur künftige genauere Zergliederungen entscheiden können.

Die Schwimmblase liegt auf der rechten Seite des Darmkanals an der Wirbelsäule. Sie ist länger und breiter als der Magen, und nach oben und unten rundlich verschmälert. Sie hängt durch ihren gefäfsreichen Ueberzug mit den Blinddärmen zusammen. Einen Ausführungsgang habe ich aber nicht entdecken können.

Ueber die Seeratze (*Chimaera arctica*).

Ich erhielt diesen Fisch unlängst aus Schweden, wo er vormals in Gesellschaft grofser Heringshaufen häufig vorkam, jetzt aber seltener gefangen wird. Er ist hier unter dem Namen Herings-König, auch See-König bekannt. Die Küstenfischer nennen ihn auch Seemaus oder Seeratze, auch Seeaffe, wegen seiner possirlichen Wendungen mit dem Rüssel und dem Schwanze.

Die ganze Länge dieses Fisches betrug 28 Zoll; der Kopf maafs 4 und der Leib 8 Zoll.

Der Kopf und Leib ist dick, der Schwanz von der Seite zusammengedrückt, und am Ende borstenähnlich verschmälert. Die Schnauze ragt stark über das Maul hervor, und an derselben sind tiefe, mit rundlichen Schleimöffnungen versehene Furchen, welche unter den grofsen Augen ein Netz bilden, und dann in die Seitenlinien übergehen.

Die Farbe ist silbergrau mit dunkelbraunen ungleichen Flecken und Streifen, wovon ein ziemlich breiter am Rücken, ein schmälerer auf jeder Seite neben der Seitenlinie bis zum Schwanze herabläuft. Der Bauch ist weifs.

Die Augen sind grofs mit runden Pupillen. Die Iris ist glänzend weifs. Die grofsen über dem Maule liegenden geräumigen Nasenhöhlen sind durch eine schmale Scheïdewand getrennt. Zu ihnen führen zwei rundliche, von mehreren Knorpeln umgebene Oeffnungen, und hinter diesen liegt ein muschelförmig gebogener, vorspringender Knorpel, welcher der unteren Muschel der höheren Thiere analog ist. Das nicht grofse Maul ist mit einer gespaltenen Oberlippe versehen. Im Ober- und Unterkiefer sind zwei breite Zähne enthalten. Die oberen sind gekerbt, so, als ob sie aus mehreren einzelnen zusammengesetzt wären; die unteren sind breiter, glatt, und an ihrem Rande bogenförmig abgeschnitten. Auch am Gaumen bemerkt man ein paar kleine Zähne.

Beim Männchen ragt am Scheitel zwischen den Augen ein Horn hervor. Es besteht aus einem vorwärts gebogenen Knorpel, welcher an seinem äufsern Ende mit vielen feinen Zacken, wie eine Wollkratze, versehen ist. In diesem Weibchen habe ich keine Spur davon angetroffen.

Eine dicke Haut ohne Kiemendeckel und Kiementrahlen umfafst die über einen Zoll lange Kiemen-Oeffnung. Die Kiemenhöhle enthält fünf Kiemenblätter, von denen die vier innern an knorpeligen Bogen, die äufsersten an der Kiemenhaut befestiget sind.

Die After-Oeffnung ist rund, und liegt vor der Bauchflosse. Hinter derselben bemerkt man die doppelte Oeffnung der Geschlechtstheile *). Das Skelett **), welches aus Knorpel bestehet, zeichnet sich vorzüglich in der Bildung des Kopfes aus, indem derselbe wegen der tiefen Augenhöhlen, und der grofsen, sehr hervorragenden Nasenhöhlen, eine eigenthümliche Gestalt erhält. Die Wirbelsäule bestehet aus den zu einer Röhre verwachsenen Wirbelkörpern, von denen die ersten sich durch ihre verwachsenen breiten Dornfortsätze auszeichnen.

Die Zergliederung des Auges bietet manches Merkwürdige dar; die bei den übrigen Fischen vorkommende Choroidea-Drüse fehlt, die Uvea ist mit starken Falten versehen, die denen ähnlich sind, welche man beim Thunfisch ***) findet, doch sind sie regelmäfsiger geordnet.

Der Darmkanal, um welchen eine grofse Menge flüssigen Fetts ergossen war, gehet ohne Windungen vom Schlunde gerade zum After hinab. Er ist zwölf Zoll lang, und in der Mitte etwas weiter, als am Anfange und Ende. Er bestehet aus dünnen Häuten, von denen die innern anfangs auf eine Strecke von vier Zoll parallele, ziemlich breite Fältchen

---

*) Auch beim Männchen liegt die doppelte Rüthe hinter der Flosse und dem After.

**) In Gotheborgs Königl. Wettenskaps och Witterhets Samhällets nya Handlingar. IV. Delen. Götheborg 1821. p. 23. ist von dem Herrn Dr. Retzius in Stockholm eine Zeichnung des Kopfs mit einem Theil der Wirbelsäule gegeben, jedoch genügt diese nicht ganz, und daher behalte ich es mir vor, eine Abbildung des ganzen Fischskeletts, nebst einer ausführlichen Beschreibung desselben — nach dem in unserm Museum aufbewahrten Präparate — in meinen ichthyotomischen Tafeln mitzutheilen.

***) Massalin Diss. descr. oculorum Scombri Thynni et Sepiae. Berol. 1815. Tab.

bildet. Der hierauf folgende Theil ist in der Länge von 6 Zoll erweitert mit Zotten versehen, und durch eine ausgezeichnet breite Spiralklappe in drei schneckenartige Windungen abgetheilt. Die Breite dieser Spiralfalte beträgt im Anfange ungefähr $\frac{1}{2}$ Zoll, unten aber, wo ihre Windungen näher an einander liegen, gegen $1\frac{1}{2}$ Zoll. Der übrige Theil des Darms bis zum After ist glatt, ohne Falten und Zotten.

Die grofse Leber bestehet aus zwei Lappen, von denen der gröfsere 6 Zoll lang und 1 Zoll breit ist. Die Länge des kleineren beträgt 3 Zoll und seine Breite 1 Zoll.

Das Parenchym dieses Eingeweides ist überaus locker, und zwischen demselben und der äufseren dünnen Haut findet man gröfsere oder kleinere durchsichtige, mit Oel *) angefüllte Bläschen.

Die Gallenblase ist verhältnifsmäfsig sehr klein, und enthält nur wenig Galle. Sie ist 1 Zoll lang und $\frac{3}{8}$ Zoll breit. Die Milz ist ebenfalls sehr klein.

Höchst merkwürdig sind die weiblichen Geschlechtstheile gebildet. Die hinter dem After gelegenen, mit einer runden Wulst um-

*) Dieses Oel stehet bei den nordischen Völkern als Heilmittel in grofsem Rufe. Sie gebrauchen es äufserlich und innerlich wider Steifheit der Glieder, Gicht, Rheumatismus und Drüsengeschwülste. Die ärmere Classe nimmt es gewöhnlich mit warmem Bier. Die Dosis ist ein bis drei Efslöffel voll. Es ist Ekel erregend, und wirkt stark auf Urinabsonderung und auf den Stuhlgang, dennoch soll es bei schwachen Magen vertragen werden. Die norwegischen Fischer führen es sehr häufig in der Darmhaut eingeschlossen zum Verkauf mit sich, weil es sowohl von den Apothekern wie vom Volke, dieses Zwecks wegen, gesucht wird

gebenen zwei Oeffnungen, führen zu zwei engen, mit Längsfalten versehenen Kanälen — *Vaginae* — welche $1\frac{3}{4}$ Zoll lang sind, und aus einer dicken weifsen Substanz bestehen. Von jedem dieser Kanäle führt eine enge, von einem harten Faltenkranz umfafste Oeffnung zu einer $3\frac{1}{4}$ Zoll langen Röhre — *Crerix uteri* — welche in eine grofse eyförmige Erweiterung — *Uterus* — mit sehr dicken Wänden übergehet. Obgleich die Länge dieser Erweiterung $1\frac{1}{4}$ Zoll und ihre gröfste Breite $\frac{3}{4}$ Zoll beträgt, so ist die Höhle derselben doch nur enge, weil die dicken Wände nach innen mit starken Fleischsäulen hervorragen. Von diesen Anschwellungen gehen dünne häutige Röhren — *Tubae* — ab, welche über zwei Zoll lang sind. Sie steigen nach innen gekrümmt zum Zwerchfell hinauf, und wo sie sich von beiden Seiten mit einander verbinden, ist eine weite Oeffnung, welche von der Haut des traubenartigen Eyerstocks umgeben ist. Die Eyerstöcke enthielten mehrere Eier von verschiedener Gröfse und von gelblicher Farbe.

Zwischen der doppelten Scheide liegt die kleine längliche Urinblase, welche sich zwischen den Scheiden-Eingängen durch ein rundliches Loch öffnet. Eine Klitoris habe ich nicht gefunden.

Nach Herrn Dr. Retzius Untersuchung *) findet man im Männchen zwei Hoden, von der Gröfse einer Wallnufs und von ovaler Form, die an den Seiten des Rückgrads liegen. In ihrem innern Bau kommen sie mit den Testikeln der Rochen nnd Haye überein.

*) A. a. O.

Das Saamengefäfs ergiefst sich in einen eigenen Sack, der über der Kloak liegt. Ihre Oeffnung ist mit einer stark hervorragenden Papille versehen, welche die Stelle des Penis vertritt. Zum Festhalten bei der Begattung dienen zwei Stummelfüfse, welche mit dem Bauchflossenknorpel zusammenhängen.

Ueber das Rückengefäſs der Insekten.

Die älteren Zergliederer hielten dies Gefäſs, wie es bekannt ist, wegen der daran bemerkbaren Pulsation für ein Hauptorgan der Circulation; dagegen erhob Cuvier *) gegründete Zweifel, weil sowohl durch Lyonets genauere Untersuchung, als auch durch seine Injections-Versuche erwiesen ist, daſs von diesem Kanal nirgends Gefäſse zu einem andern Theile des Körpers abgehen.

Seit dieser Zeit sind von den neueren Naturforschern sehr verschiedene Meinungen über die Function dieses Theils geäuſsert worden, die uns zwar auf Vermuthungen führen, welche die richtigere Deutung dieses Organs wohl ahnen lassen, uns aber bis jetzt über die Bestimmung desselben keine befriedigende Aufklärung verschafft haben. Die mehrsten stimmen jedoch darin überein, daſs es nicht für ein Hauptorgan der Bewegung der Flüssigkeiten, sondern vielmehr für ein absonderndes Gefäſs zu halten sey, wenn gleich bis jetzt

*) Vergl. Anatomie Bd. 4. S. 258.

über die Flüssigkeit, die von demselben abgeschieden wird, sehr wenig mit Gewifsheit gesagt werden konnte, Serres *), der dies Gefäfs, wie Cuvier und Lyonet, als einen einfachen Kanal ohne Aeste, mit Luft- und Gallengefäfsen in Verbindung fand, glaubt, dafs es ein Secretionsorgan des Fetts sey, und nimmt dem zu Folge an, dafs der Chylus aus dem Darmkanal von diesem aufgesogen in Fett verwandelt, und dann in das Zellgewebe abgesetzt werde. Diese Meinung stützt sich vorzüglich auf die mit der Menge des abgesetzten Fetts im gleichen Verhältnisse stehende Gröfse des Gefäfses, und auf die Qualität der in demselben enthaltenen Flüssigkeit, die nach seinen Untersuchungen mit der des Fetts übereinkommen soll. Hieraus wird es zwar wahrscheinlich, dafs die Function dieses Theils in genauer Beziehung mit der Reproduction überhaupt steht, allein nicht aufser Zweifel gesetzt, dafs demselben die ihm beigelegte specielle Function wirklich zukömmt, ja es dürfte sich dagegen wohl mit Grund einwenden lassen:

1) dafs die aus dem Rückengefäfs zu schöpfende Quantität der Flüssigkeit zu gering seyn möchte, um bei chemischer Untersuchung sichere Resultate gewähren zu können;

2) dafs die Fettmasse vorzüglich nur um den Darmkanal und um die Luftgefäfse, in geringerer Quantität aber um dies Gefäfs angehäuft erscheint;

3) dafs sich zur Fettabsetzung, wenn eigene Organe hiezu erforderlich werden soll-

*) Millin Magazin encyclopedique A. 1814. Tom. III. V.

ten, die Gallengefäfse mehr als dieser Theil eignen.

Meckel *) hält es für ein Analogon des Herzens, welches auf der ersten Bildungsstufe stehend, nicht blofs Bewegungs- sondern Bildungsorgan sey. Er vermuthet, dafs die in demselben enthaltene Flüssigkeit vom Darmkanal unmittelbar aufgenommen werde, und diese, nachdem sie durch die Einwirkung der Luftgefäfse in vollkommnere Nahrungsflüssigkeit umwandelt worden sey, aus demselben wieder hervor, und zwischen die Organe dringe. Die angenommene Analogie mit dem Herzen, ist nur dann von Bedeutung für die Bestimmung dieses Organs, wenn auch die analoge Function sich nachweisen lassen würde; dagegen aber spricht der gänzliche Mangel der Aeste. Eben so wenig möchte der ihm zugeschriebene Einflufs auf die Reproduction erweislich seyn, denn ist die Veränderung des Nahrungsstoffes durch dieses Organ zur Ernährung des Thiers durchaus nothwendig, so würde das Thier nach herausgenommenem Rückengefäfs nicht fortleben können.

Wenn man das ganze Nutritions-Geschäft in den Insekten genau betrachtet, so ist es aus der Lage und Verbindung des Gefäfses höchst wahrscheinlich, dafs es auf die Digestions-Organe einen vorzüglichen Einflufs äufsert, der besonders darin zu bestehen scheint, die zur Verdauung und zu ihrer Verwandlung nothwendigen Irritabilitäts-Veränderungen herbeizuführen; denn erwägt man, welchen grofsen Veränderungen die Reproduction dieser Thiere

*) Deutsches Archiv für Physiologie Bd. 1. Heft 3. S. 469.

während ihrer Metamorphose unterliegt, so scheint dies durch die Function des einfach gebildeten Darmkanals weniger als durch ein Organ bewirkt werden zu können, das zunächst die Einflüsse der Atmosphäre vermittelt. Daſs das Rückengefäſs ein solches Organ sey, erhellt mit höchster Wahrscheinlichkeit aus folgenden Beobachtungen:

Ueberall hängt dieser Theil mit den Luftgefäſsen zusammen, seine Bewegungen werden an dem erweiterten Theil, wo die meisten Zweige der Luftgefäſse auf demselben angetroffen werden, am sichtbarsten.

Sein Kanal ist so enge, daſs er kaum in Betracht kommt, gegen die dicken aufgelokkerten Wände, die aus einem mit Säften durchdrungenen weichen Zellgewebe bestehen.

Als ein einfacher Schlauch ohne Aeste, läuft er nach oben in einen dünnen Faden aus, der sich mit der Speiseröhre verbindet. Diese Verbindung, die ich einige Mahl in einer Nachtvogel-Raupe (*Phalaena dispar*) wahrnahm, und die bisher von Niemand, auſser meinem Freunde, Herrn Dr. Kunzmann in Berlin, der sie in einem Holzborer (*Cerambyx mochatus*) fand, bemerkt wurde, ist um so merkwürdiger, da sie an die Schwimmblase in den Fischen erinnert.

Diesem zu Folge scheint dies Gefäſs besonders zu einem Luftzersetzungs Organ geeignet, dem eine der Lungenfunction der höheren Thiere entsprechende Wirksamkeit zugeschrieben werden dürfte. Diese Meinung erhält noch gröſsere Wahrscheinlichkeit, da die Luftgefäſse nur einfache Röhrchen sind, die nach ihrer Struktur wohl zur Leitung, nicht aber zur Zersetzung der Luft tauglich erscheinen.

Bei jedem Thier wird die zu seinem eigenthümlichen Leben nothwendig erforderliche periodische Irritabilitäts-Veränderung, durch einen mehr oder weniger deutlich werdenden Combustionsprocefs, bei dessen Hervorbringung die Luftzersetzung von grofser Wichtigkeit ist, bedingt. Bei den höheren Thieren ist die Lungenfunction ein Haupt-Erfordernifs zu diesem Procefs, und der hiemit genau zusammenhängende vollkommene Kreislauf des Bluts ist das Mittel, ihn in den übrigen Organen zu erregen. In den Thieren mit unvollkommner Lungenfunction, finden wir den Darmkanal mit Luftsäcken in Verbindung, und bei den Fischen, in denen durch die Kiemen die Luftzersetzung auch unvollkommner wird, steht die zu einer solchen Zersetzung dienende Schwimmblase mit dem Darmkanal in genauer Verbindung. Mehr als bei diesen höheren Thieren, scheint bei den Insekten die Function des Darmkanals von der Luftzersetzung abhängig, da die Organe, welche bei den höheren Thieren der Digestion förderlich sind, hier gröfstentheils ganz wegfallen, oder doch so einfach geworden sind, dafs man sie kaum wieder erkennen kann. Sehr deutlich wird dies vorzüglich bei der beginnenden Verwandlung dieser Thiere, bei der eine bedeutende Veränderung mit dem Darmkanal vorgeht. Man findet dann die Luftgefäfse sehr aufgetrieben, und die Bewegung des Gefäfses vermehrt. Wenn freilich nicht bestimmt werden kann, welcher Stoff der atmosphärischen Luft hier absorbirt werde, so ist doch mit

Wahrscheinlichkeit anzunehmen, daſs durch diese in der Athmung des Thieres hervorgebrachten Differenzen, die zur Verdauung und zur Verwandlung dieser Thiere nothwendige Veränderung der Erregung bedingt werden könne. Die angegebene Beschaffenheit dieses Gefäſses eignet sich hiezu auch besonders, und wird als ein, die Stelle der Lunge vertretendes Organ zu betrachten seyn, welches hier in unmittelbarem Zusammenhange mit dem Darmkanal auf die Reproduction des Thiers seine vorzügliche Wirksamkeit äuſsern kann. Daſs aber auch der Darmkanal mit Luftgefäſsen in Verbindung steht, ist dieser Ansicht nicht entgegen, da es wohl möglich ist, daſs durch diese doppelte Verbindung die Irritabilitäts-Veränderung befördert, und die zur Verwandlung nöthige Spannung in dem Organe bewirkt werde. Daraus läſst sich erklären, daſs das Rückengefäſs herausgenommen werden, und dabei das Thier einige Zeit fortleben kann, indem dann höchst wahrscheinlich, wie es selbst auch in manchen Krankheiten der höheren Thiere bei gestörter Lungenfunction geschieht, der Darmkanal die Function dieses Organs übernimmt.

Diese hier vorgetragene Meinung über die Function dieses Theils wurde schon früher von mir in einer kleinen Gelegenheits-Schrift geäuſsert. Da diese aber nicht in den Buchhandel gekommen ist, so fand ich mich veranlaſst, sie hier ausführlicher den deutschen Naturforschern zur Prüfung vorzulegen.

Abhängigkeit der Zeugungs-Fähigkeit der Thiere von der Organisation ihres Nervensystems, auf der Stufenreihe der Thiere nachgewiesen.

Seit unermeſslicher Zeit bringt die Welt, mit unveränderter Thätigkeit, durch den auf Naturgesetzen beruhenden Wechsel der Materie ihre mannigfaltigen Formen hervor, wobei sie von der Bildung der einfachen zu den mehr zusammengesetzten Körpern übergeht; dann aber wieder durch Zersetzung zur ersten Bildungsstufe zurückkehrt, um so den ewigen Kreislauf des Lebens zu erhalten. Für die Erscheinung ist also das Leben ein immer fortgesetzter Proceſs der Composition und Decomposition der Materie, bei welchem nur auf einige Zeit bestimmte Formen fixirt erscheinen.

Dieser Erscheinung nach ist die Natur sich gleich; dem Wesen nach hingegen bilden sich zwei Stufen, wo auf der einen die Materie durch den Einfluſs eines höhern Weltkörpers die wiederkehrenden Processe durchäuft, und auf der andern die Materie sich selbst das Mittel seines lebendigen Wechsels wird; und hiernach unterschieden sich die unorganischen und organischen Körperreiche. Die Mineralien an die Erde gefesselt, danken den Elementen derselben ihre mannichfaltigen Formen. Die Pflanzen bedürfen Licht und Wärme zu ihrer Bildung und Zeugung, eignen sich unter dem Einfluſs derselben die ihnen dargebotene Materie an, und verwandeln sich in organischen Stoff. Ihr Leben ist Wachsthum, und das höchste Product desselben, die Blüthe, in der sich eine höhere bildende Kraft offenbart. Ueber beide erhebt sich das Thier, welches sich seinem Wesen nach frei producirt, und hierin desto selbständiger erscheinet, je vollkommner sein Nervensystem gebildet ist.

Gleichwie die erwärmenden Strahlen der Sonne zur Hervorbringung des regen Lebensprocesses der Erde nöthig werden, so fordert das Thier Leben der Sensibilität, und mit den Graden derselben wird jedem Thier die Stufe seines Lebens bestimmt. Der niedrigste Grad der zugetheilten Sensibilität ist in den Thieren mit geringerer Selbständigkeit des Lebens, in den Zoophyten, ausgedrückt. Von diesen bis zu der Stufe, die durch die Erscheinungen einer freien geistigen Thätigkeit bezeichnet wird, liegen unendliche Zwischenglieder, welche mit den Entwickelungsstufen des Nervensystems gleichlaufen.

Wenn nun die Sensibilität Quelle des organischen Lebens ist, und dies wieder nur in einem steten Schaffen organischer Stoffe besteht, so ist die Sensibilität letzte Ursache aller organischen Zeugung und Bildung; daher

her auch die genaueste Beziehung der Function des Nervensystems auf die Ernährungs- und Geschlechts-Verrichtungen statt findet. So bemerken wir die Gestaltung abhängig von der Wirksamkeit der Sensibilität; leidet ursprünglich das Gehirn, so wird der Wachsthum gestört; wird bei ungestörter Zirkulation der Säfte der Nerveneinfluſs auf ein Glied gehemmt, so schwindet dasselbe; dagegen gewöhnlich gröſsere Nerven einen gröſseren Wachsthum der Theile zur Folge haben. Eben so deutlich zeigen manche Phänomene den genauen Einfluſs des sensiblen Systems auf die Zeugungskraft: diese wird durch Anstrengung der Denkkraft vermindert, und umgekehrt hat übermäſsig befriedigter Geschlechtstrieb Abnahme der Geistesfunction zur Folge. Noch mehr spricht für diese Deutung des sensiblen Systems, die mit den Bildungsstufen desselben gleichlaufende Entwickelung der Geschlechtsorgane auf der der Thierreiche. Um diesen Parallelismus nachzuweisen, werden wir hier die Thierreiche nach den von Rudolphi *) angegebenen Bildungsstufen des Nervensystems verfolgen.

Die Nervenlosen (*Cryptoneura*), zu denen Zoophyten, Quellen- und Eingeweidewürmer zum Theil gehören, characterisiren sich durch Bewegung und Erregbarkeit, obgleich in ihnen kein Nerve sichtbar ist. Das Thier besteht aus einer homogenen Masse, und ist überall productiv. Jeder Theil des Körpers hat auf dieser Stufe die Fähigkeit, getrennt

*) Beiträge zur Anthropologie und allgemeinen Naturgeschichte. Berlin 1812. S. 81. Ueber eine neue Eintheilung der Thiere.

fortzuwachsen; oder das Organ der Zeugung ist zu einem Secretionsorgan herabgesunken, aus dem organische lebende Kügelchen hervortreten. Das Nervensystem ist, wie das Zeugungsorgan mit der ganzen Masse innigst verschmolzen. Hiervon scheinen zwar manche Eingeweidewürmer ausgenommen werden zu müssen, bei denen deutliche Geschlechtsorgane ohne Nerven vorkommen, jedoch läſst sich in diesem so ungeheuern Felde der Naturforschung von künftigen Untersuchern noch vieles erwarten, da durch die Arbeiten weniger Männer nicht alles geleistet werden konnte.

In den Acephalen — *Ganglioneura R.* — gestaltet sich ein von der Körpermasse verschiedenes Nervensystem, jedoch nur für die vegetative Sphäre, und mit dieser genau verbunden, bildet sich ein einfacher Schlauch, der zur geschlechtslosen *) Eyerzeugung dient. In den Gasteropoden und Cephalopoden unter den Molluscen, sondert sich die Nervenmasse mehr. Es bildet sich hier ein Halsnervenring und ein Kopfganglion, von denen sich Zweige nicht allein zu den Reproductionsorganen, sondern auch zu den Sinnen verbreiten. Mit der überwiegenden Kopfnervenmasse der Cephalopoden, — die als Rudiment der Rückenmarksbildung zu betrachten ist — entwickeln sich die männlichen Geschlechtsorgane deutlicher. Die Zeugung, welche in den Ganglioneuren als Secretion der reproducirenden Organe erschien, wird hier mit der Duplicität der Nervenmasse abhängig von dop-

*) Vielleicht vertritt hier der unmittelbare Einfluſs des Ganglion-Systems die Function des befruchtenden Organs.

pelten Geschlechtsorganen, doch ist sie noch gebunden an die Reproduction eines Individuums.

An diese schliefsen sich zunächst die Thiere an, in denen sich das Kopfganglion zu einem knotigen Strang verlängert — *Myeloneura R.* — dahin gehören Crustaceen, Insekten u. s. w. Mit dieser Bildung des Nervensystems werden die Irritabilitäts-Aeufserungen lebhafter, die Geschlechtstheile erscheinen entwickelter, an zwei Individuen vertheilt, und in der äufseren Form des Körpers werden sogar Geschlechtsverschiedenheiten sichtbar.

Ferner ist es merkwürdig, dafs bei den Insekten mit der steigenden Centricität des Nervensystems in ihrer Verwandlung sich auch die Geschlechtsorgane zu der Vollkommenheit entwickeln, wodurch sie der freien Zeugung fähig werden *).

In der hierauf folgenden grofsen Reihe der Wirbelthiere werden die Entwickelungsstufen des Nervensystems durch allmählig zunehmende Zusammensetzung und steigende Vollkommenheit der Bildung des Gehirns ausgedrückt, und hiermit erscheint zugleich gröfsere Mannigfaltigkeit aller Organe. In eben diesem Verhältnisse werden auch die Geschlechtsorgane, die immer an zwei Individuen vertheilt vorkommen, zusammengesetzter. Mit der höhern Entwickelung des Nervensystems werden die Geschlechtsverrichtungen von der Function desselben immer mehr abhängig, und sogar dem psychischen Einflusse

*) Herold Entwickelungsgeschichte des Schmetterlings. Marburg 1815.

untergeordnet, daher auch auf der höchsten Bildungsstufe der Geschlechtstrieb zur Liebe sich veredelt.

Aus dieser Uebersicht geht hervor, daſs nicht nur die Fortpflanzungsweise des Thiers sich nach den Sensibilitätsgraden desselben modificirt, sondern auch, daſs die Bildung der zur Zeugung dienenden Organe von den Entwickelungsstufen des sensiblen Systems abhängig sey; denn so wie in der Thierreihe die Nerven unterscheidbar werden, wird auch ein eigenes Organ, aus dem die neuen Spröſslinge hervorwachsen, sichtbar. Mit dem Anfang der Bildung des Rückenmarks, als Kopfganglion, erscheint das männliche Geschlechtsorgan, welches sich auf der Thierreihe vollkommner entwickelt, je nachdem die höheren Organe der Sensibilität, Gehirn und Rückenmark, zu einer vollkommnern Form sich ausbilden. In dieser Ausbildung schreiten die Geschlechtsorgane in den höheren Thieren in dem Maaſse mit den Entwickelungsstufen des sensiblen Systems fort, daſs auf der vollkommensten Bildungsstufe sogar eine Analogie der Form beider bemerkbar wird. In sofern diese Organe aber ihrer Function nach Secretionsorgane seyn müssen, tragen sie den Character des reproductiven Systems an sich, und so erscheint das weibliche Geschlechtsorgan als niedrige Stufe dieser Bildung mit dem Gepräge des Darmkanals.

Wenn nun diesem zufolge die Geschlechtsorgane zwar dem reproductiven System angehören, so scheinen sie doch in der animalen Sphäre zu wurzeln, und als Extrem dieser betrachtet werden zu müssen. Es geht daher alle Zeugung des Thiers von der animalen Sphäre aus, in der, damit sie zur Production nach aufsen gelangen könne, ein Organ gebildet werden mufste, welches eine Function übernimmt, die sich zu der des sensiblen Systems überhaupt nur wie eine niedere verhält. In dieser Beziehung dürfte das Verhalten der Geschlechtsverrichtungen gegen die Function des sensiblen Systems nicht unpassend mit dem des Erd- und Eisenmagnetismus zu vergleichen seyn. Sind die Geschlechtsorgane also nur die vermittelnden Glieder der, von einem höhern System ausgehenden thieischen Zeugung, so ist die Bildung des durch den Conflukt der beiden Geschlechter entstandenen Erzeugnisses nicht minder von der Lebensstufe jenes Systems, als auch von der Function dieser Organe abhängig. Es wird diesemnach keine Modification der Bildung aus der Function dieser Organe allein erklärbar, und noch weniger das schwere Problem, wie die Natur die Verschiedenheit der Geschlechter hervorzubringen im Stande ist, gelöst werden können. Freilich fehlen uns noch Erfahrungen, um die Bedingung für diese Erscheinungen aus ihrer höhern Quelle ableiten zu können, indessen ist doch aus dem vorigen so viel erwiesen, dafs mit der vorherrschenden Reproduction — auf der niederen Thierstufe — nur Thiere weiblichen Geschlechts erzeugt werden, und dafs die Erzeugung des männlichen Individuums an einem höheren Stande des Lebens geknüpft ist. Um dies erweisen zu können, wäre es allerdings erwünscht, die Modification der Erzeugnisse nach dem Stande des Lebens in der gesammten Thierreihe, oder gar in den einzelnen Gattungen nachweisen zu können; je weniger wir jedoch hierüber genügende Erfahrungen besitzen, desto wichtiger sind die Beobachtungen über die in Polygamie lebenden Thiere, woraus die Bestätigung unserer Ansicht klar hervorgeht, in sofern sie erweisen, dafs die Zeugung männlicher Individuen ein regeres, die Reproduction beherrschendes Leben zu fordern scheint. Auch wird dies durch mehrere Beobachtungen über die Zeugung der Thiere bestätiget *).

*) Tiedemann Zoologie §. 97.

Miscellen

aus der

pathologischen Anatomie.

I. Ueber abnorme Gehirnbildung.

Wenn gleich in neueren Zeiten die Bildung und Structur des Gehirns ein Gegenstand der Untersuchung vieler Anatomen geworden ist, so können wir dennoch nicht läugnen, daſs wir durch diese Bemühungen noch nicht zu dem Grade der Kenntniſs des Normalbaues dieses Organs gelangt sind, wodurch wir in den Stand gesetzt würden, dieselbe als Maaſsstab für die feineren Nüancen der materiellen Krankheitsform genügend benutzen zu können. Um so mehr Dank gebührt daher den Gebrüdern Wenzel *), welche uns durch ihre vieljährigen, unermüdeten Untersuchungen des Gehirns im kranken Zustande, über die wahre Beschaffenheit mancher Theile desselben belehrt haben. Allein so schätzbar diese Entdeckungen für die Pathologie sind, so stehen sie doch zum Theil mit den früheren Ansichten der Anatomen im Widerspruche, und dürften deshalb wohl nicht ohne Prüfung aufgenommen werden.

Ich habe in dieser Absicht mit genauer Berücksichtigung der Wenzelschen Aussprüche fast alle bisher von mir gemachten Zer-

*) De penitiori structura cerebri. Tubingae 1811. Fol.

gliederungen des Gehirns so angestellt, daſs ich mich schmeicheln darf, hierüber durch die Resultate meines Befunds ein richtiges Zeugniſs ablegen zu können.

Schon zu Anfange des achtzehnten Jahrhunderts waren die traubenförmig gehäuften Körperchen auf der *Dura mater* und an der Sichel derselben bekannt. Anton Pacchioni beschrieb sie zuerst, und nahm sie für lymphatische Drüsen. Alle Anatomen nach ihm hielten sie gleichfalls dafür, und benannten sie nach ihm als ihrem Entdecker. Wenzel hingegen behauptet, daſs sie eigentlich Gebilde der *Pia meninx* seyen, nämlich coagulirter Lymphstoff aus den Gefäſsen derselben, der durch einen Ueberzug von der *Tunica arachnoidea* zu der fast drüsenartigen Consistenz gelange, so daſs sie also nicht als Körper, die zum Normalbau gehörten, angenommen werden könnten, und daſs, wenn dieselben auf der *Dura mater* sichtbar würden; wie es bei alten Personen häufig der Fall sey, dies nur an solchen Stellen geschehe, wo eine netzförmige Durchlöcherung dieser Haut ihr Hervordringen auf die Oberfläche verstatte. Seine Beweisgründe nimmt er theils aus der vergleichenden Anatomie, theils aus der Erscheinung dieser Körper in den verschiedenen Lebensperioden des Menschen, theils aus der genauern Untersuchung der Structur derselben mittelst des Mikroskops. Deutlich unterschied er durch das bewaffnete Auge ihre ganz unregelmäſsige Gestalt, und ihren von der drüsigen Beschaffenheit ganz abweichenden Bau. Bei den mehrsten Thieren, namentlich beim Pferde, Wolf, Schaaf, Schwein, Kalb und Hund fand er keine Spur von diesen Körpern. Bei dem menschlichen Embryo vom dritten Monat der Schwangerschaft bis zur Geburt, war nichts diesen Analoges wahrnehmbar. Von der Geburt bis zum siebenten Lebensjahre sah er sie oft gar nicht oder nur sparsam, und mit den höheren Jahren nahm ihre Zahl und Consistenz zu.

Da die Schlüsse aus der Analogie des Thierbaues auf den menschlichen nicht immer gleich sichere Resultate gewähren, so habe ich mich absichtlich bei Prüfung dieses Wenzelschen Ausspruchs nur auf die Untersuchung des menschlichen Gehirns beschränkt; und schon hier sprechen für die Wahrheit der Wenzelschen Behauptung folgende Beobachtungen:

1) ist die Gestalt und Consistenz dieser Körper sehr verschieden; je jünger das Subjekt, desto weifser und weicher sind sie. Mit der Zunahme ihrer Consistenz bei älteren Personen bekommen sie eine dunklere Farbe, und werden alsdann den festern Drüsenkörpern ähnlicher.

2) Ist ihre Lage sehr unbeständig. Am häufigsten findet man sie zwar am *Sinus longitudinalis*, doch auch sonst überall, wo gröfsere Venen verlaufen: und so sehe ich sogar mehrere solcher Körper auf der *Vena fossae Sylvii*.

3) Steht ihre Zahl allemal mit der gröfseren Lymphausschwitzung im Allgemeinen in einem gleichen Verhältnifs. Bei Kindern, wo sie, wie Wenzel richtig bemerkt, nicht häufig vorkommen, werden sie beim Wasserkopf, bei dem die getrübte *Arachnoidea* einen

vermehrten Lympherguſs andeutet, häufiger. In dem Winter $18\frac{13}{14}$ wurde in jedem Gehirn eine geringere oder gröſsere Trübung der *Arachnoidea* bemerkt, und hierbei erschien auch zugleich verhältniſsmäſsig die Zahl dieser Körper vermehrt.

4. Kommt sogar die Farbe derselben mit der des coexistirenden Lymphergusses der *Arachnoidea* überein.

In einer Leiche, wo ich diesen von gräulich-gelber Farbe antraf, waren auch diese im Innern so tingirt. Doch kann ich Wenzel's Behauptung, daſs diese Körper nur der *Pia mater* angehören, nicht bestätigen, denn offenbar liegen sie am *Sinus* zwischen beiden Blättern der *Dura mater*, und zwar immer auf den Gefäſshäuten der hier mündenden gröſsern Venen, so daſs ich daher zu glauben mich berechtigt halte, daſs man dieselben ausschlieſslich als ein Product der Ausschwitzung der Venen anzunehmen habe.

Auch ganz richtig hat Wenzel bemerkt, daſs die Falte des Epitheliums zwischen dem gestreiften Körper und dem Sehhügel nur im kranken Zustande des Gehirns eine hornartige Beschaffenheit — die Sömmering für natürlich und eigenthümlich hält — annehme. In Embryonen, Kindern und gesunden Erwachsenen ist sie, wie das Epithelium des ganzen Ventrikels, weiſs, und so durchsichtig, daſs sie die unter ihr liegende Vene durchscheinen läſst; nur im Alter wird sie dicker und undurchsichtiger. Besonders verdient sie den Namen *Lamina cornea* in den Subjekten, wo bei Disposition zu Apoplexie und Epilepsie ein gröſserer Andrang des Bluts nach dem

Kopfe Statt fand. Ich habe die gröſsere Trübung und hornartige Umwandlung dieses Theils allemal mit der allgemein bemerkbaren gröſseren Lymphexsudation correspondirend gefunden; war die *Arachnoidea* ganz transparent, so erschien auch dieser Streif mattweis und durchsichtig. Noch im letztverflossenen Winter fand ich in einer alten gelähmten Person, die höchst wahrscheinlich apoplektisch gestorben war, alle Gefäſse strotzend voll Blut, die ganze Oberfläche der Hemisphären fast schwarzroth, und unter der *Dura mater* ein Blutcoagulum in Gestalt einer Pseudomembran gebildet. Der Hornstreif war hier von ausgezeichneter Dicke und Trübung, und näherte sich fast ganz der Beschaffenheit der Hornhaut des Auges, so daſs er nach gänzlicher Abtrennung sogar mit der Elasticität derselben übereinkam.

Es scheint diese Production unmittelbar von der unter diesem Theil liegenden Vene — einem Ast der *Vena magna Galeni* — hervorgebracht zu werden: und so ist der Zusammenhang dieser pathologischen Erscheinung mit der Trübung auf der Oberfläche erklärbar, da beide durch gleiche Processe bedingt sind.

Durch die Gebrüder Wenzel ist ferner der von den Anatomen wenig beachtete Hirnanhang (*Glandula pituitaria*) zu einer solchen Wichtigkeit erhoben worden, daſs er jetzt bei keiner Untersuchung der an Nervenkrankheiten Verstorbenen übersehen werden darf. Nachdem sie gemeinschaftlich bei einem zwölfjährigen blödsinnigen Knaben, der zugleich an heftigen Convulsionen gelitten hatte, diesen Theil von einer eiterartigen Materie zerstört fanden, so wurde der verstorbene Joseph W. hierdurch veranlaſst, diesen Theil einer speciellen Untersuchung zu unterwerfen, und macht hierüber die Resultate in einer eigenen kleinen Schrift (Beobachtungen über den Hirnanhang bei fallsüchtigen Personen; Mainz 1810, mit 5 Kupf.) bekannt.

Zehnmal fand er in diesen Fällen nach einem horizontalen Durchschnitt dieser Drüse an der Vereinigungsstelle beider Lappen eine Masse, die bröcklicht, fest oder flüssig von weiſsgelber Farbe war, und dem guten Eiter vollkommen glich. Oft bemerkte er auch auf der Oberfläche derselben alle Zeichen eines entzündlichen Zustandes.

Aus jeder frischen Drüse läſst sich bei übrigens normaler Beschaffenheit eine weiſse, eiweiſsstoffartige, zähe Flüssigkeit ausdrücken, und nie habe ich eine von dieser verschiedene, oder gar eiterartige Materie, selbst bei mehreren Fallsüchtigen finden können. Dies bestätigen auch Kelch's Beobachtungen *). Bei seinen Untersuchungen dieses Theils in fünf fallsüchtigen Personen fand er denselben ganz gesund, und keine Veränderung dieser Art. Doch ist nicht zu läugnen, daſs die Farbe und Consistenz von der natürlichen Beschaffenheit sehr oft abweicht. Namentlich habe ich bei zwei Gemüthskranken, die nicht an Epilepsie gelitten hatten, den hintern Lappen aufgelockert und von dunkler Farbe gefunden; zugleich war aber auch die Knochengrube der *Sella turcica* angegriffen, und wie cariös, uneben und rauh.

*) Beiträge zur pathologischen Anatomie. Berl. 1813.

Dieser Kritik der Wenzelschen Beobachtungen füge ich nun noch meine eigenen Beobachtungen über die krankhafte Bildung des Hirnorgans bei. Obgleich zwar unser anatomisches Theater zu Untersuchungen dieser Art reiche Gelegenheit darbietet, so sind diese leider doch nicht gleich fruchtbringend, weil wir selten, aller unserer Bemühungen ungeachtet, über den vorhergegangenen Krankheitszustand etwas in Erfahrung bringen können. Wenn es daher auch nur wenige Fälle sind, bei denen ich zu dieser Kenntnifs gelangt bin, so dürfte die Mittheilung derselben in sofern doch nicht ganz uninteressant seyn, als sie beweisen, dafs partielle Degenerationen dieses Organs in einem beträchtlichen Grade, wenn sie nicht den Centralpunkt der Nervenschlingungen treffen, ohne Geistesstörung angetroffen, und dafs hingegen Gemüthskrankheiten ohne evidente oder sehr geringe Veränderungen in der plastischen Seite vorkommen.

Zur Bestätigung des Erstern werden folgende von mir verzeichnete Fälle dienen.

1) Eine Frau, die bis zu ihrem sechzehnten Jahre gesund gewesen war, wurde nach einem starken Schlag auf den Kopf, von einem heftigen, drückenden Kopfschmerz, mit grofser Angst verbunden, befallen. Nach mehreren Jahren bemerkte der sie behandelnde Arzt bei einem heftigen Anfall dieses Kopfschmerzes ein kleines Loch im Schädel. Dies wurde erweitert, und nachdem hieraus eine Menge eiterartige Materie ausgeflossen war, fühlte sich die Patientin etwas erleichtert. Da bei Anwendung der zweckmäfsigten Mit-

tel diese Oeffnung sich nicht schlofs, und die heftigen Anfälle des Kopfschmerzes fortdauerten, so wurde sie der chirurgischen Klinik übergeben. Die Patientin klagte über unerträglichen Kopfschmerz, grofse Müdigkeit, Verdunkelung der Augen, wobei indefs der Gebrauch der übrigen Sinne nicht gestört war; auch sprach sie vernünftig und zusammenhängend. Die auf dem Scheitel befindliche, einen halben Zoll lange Wunde war trocken, die Knochenränder cariös; man entschlofs sich daher zur Trepanation, worauf die Patientin nach einigen Tagen starb.

Bei der Section fand man die Schädelknochen an allen Stellen verhältnifsmäfsig sehr dick, die Gefäfse der *Dura mater* strotzend voll Blut. Nach Wegnahme derselben erschien eine gelbe, zähe, fast eiterartige Flüssigkeit, die wie eine Pseudomembran die *Pia mater* bedeckte, und die *Sulci* der Hirnwindungen ausfüllte. In der Substanz des vordern Lappens hatte sich ein enger Kanal gebildet, der mit eben dieser gelblichen Flüssigkeit angefüllt war, sich aber nicht bis zu den Hirnhöhlen verfolgen liefs. Die Ventrikeln waren mit klarem Wasser angefüllt, und der Gefäfsplexus derselben hin und wieder mit gröfseren Wasserblasen besetzt.

Eine ähnliche Beschaffenheit des Gehirns bemerkte schon Roederer *) bei einem alten Manne, der an einer acuten Krankheit starb, und bis dahin geistig und körperlich gesund gewesen war. Auch führt noch der ältere Mekkel **) zwei Beispiele von Hirnabscessen an, wobei

*) Observationes de cerebro. Gött. 1758.

**) Mémoires de l'Academie royale. Berlin. Tom. XVII. p. 67, 70.

wobei keine Störung des Verstandes bemerkbar war.

2) Bei zwei im höchsten Grade scrofulösen Kindern fand ich einen großsen Theil der Hemisphären des kleinen Gehirns, und bei einem von diesen auch noch einen kleinen Theil des hintern Lappens des großsen Gehirns in eine harte, gelbe, dicht verwebte Masse verändert, und an diesen Stellen die *Dura mater* verwachsen und abnormal verdickt; doch war bei keinem eine auffallende Veränderung der Hirnfunction vorhergegangen. Schon Haller *) sah fast das ganze kleine Gehirn in eine solche scirrhusartige Masse verwandelt, wobei er die Mesenterial-, Inguinal- und Bronchialdrüsen verhärtet, jedoch keine Verirrung des Verstandes coexistirend bemerkte.

3) Bei einer in der Charite verstorbenen weiblichen Person fand man einen beträchtlichen Knochensplitter in der Substanz des kleinen Gehirns, welches wir mit der Bemerkung erhielten, dafs im Leben dieser Person nicht die geringste Spur eines organischen Fehlers bemerkt worden sey.

4) In dem Gehirn von einer männlichen Leiche fand ich mitten in der Medullarsubstanz am gestreiften Körper eine braunrothe, schwammige Masse, von der Gröfse eines Achtgroschenstücks. Freilich ist über den Krankheitszustand dieses Mannes nichts zu meiner Kenntnifs gekommen; doch darf ich mit Grund vermuthen, dafs mit dieser Bildung keine Gemüthsstörung verbunden war, weil er aus der Charité zu uns gebracht wurde,

*) Opuscula minora; Tom. III. p. 282.

und im Fall besondere Nervenzufälle Statt gefunden hätten, diese gewiſs zu unserer Nachricht bemerkt worden wären.

5) Bei einer muskulösen, übrigens gut genährten weiblichen Person, fand man in den Muskeln sowohl, wie im Innern der Hirnsubstanz, mehrere Blasenwürmer, oder die sogenannten Finnen. Auch in diesem Falle haben wir zwar über den früheren Lebenszustand keine Kenntniſs erhalten können; doch glaube ich hier muthmaaſslich schlieſsen zu dürfen, daſs, wenn diese Person, welche aus der Stadt zur Anatomie geliefert wurde, eine Gemüthskranke gewesen wäre, sie wohl nach den Polizeygesetzen früher in die Charité hätte abgegeben werden müssen.

6) Daſs eine Desorganisation, welche den Focus für alle Nervenfasern trifft, nicht einmal jede sensible Function stört, zeigt folgender merkwürdiger Fall. In einer weiblichen Leiche fand ich den Hirnknoten (*Pons Varol.*) sehr vergröſsert, und im Innern in eine Masse verwandelt, die den scirrhusartigen Verhärtungen, wie ich sie bei scrofulösen Personen bemerkte, ganz ähnlich war. Durch diese widernatürliche Härte und Vergröſserung waren die nahe gelegenen Theile aus ihrer Lage verschoben, im Uebrigen aber nicht in ihrer Structur verändert. Ueber den Krankheitszustand dieser Person erfuhr ich Folgendes. Patientin sprach öfters wie im Delirium, pflegte immer zu lachen, halbe Tage lang zu schlafen, im Wachen die Augenlieder nur halb offen zu halten; auch waren die Augen häufig verdreht, schielend und starr. Im Gehen taumelte sie mit vorwärts geneig-

tem Kopfe; im Liegen machte sie beständig drei Bewegungen. Doch waren Gesicht und Gehör nicht zerstört.

Weit mehr als der Befund in diesen Fällen haben die Resultate meiner Zergliederung solcher Leichen, die an Gemüthskrankheiten verstorben waren, meine ganze Aufmerksamkeit und mein Nachdenken erregt, da ich hier minder auffallende Veränderungen der Hirnsubstanz antraf, als ich nach der Analogie anderer organischen Krankheiten, und nach den Grundsätzen einer bessern Pathogenie wohl vermuthen durfte.

Bei allen Blöd- und Wahnsinnigen, so viel ich bis jetzt untersucht habe, fand ich hauptsächlich nur im Gefäſssystem auffallende Veränderungen. Die Venen waren vorzüglich von schwarzem Blute aufgetrieben, die Gefäſse des *Plexus* ausgedehnt, und die Hirnhöhlen gewöhnlich mit einer Menge Wasser angefüllt. Die Veränderung in der Substanz beschränkte sich auf ein mehr oder minder dunkles Colorit, und auf die in den mehrsten Fällen erhöhete Consistenz der Masse.

Bei einem neunzehnjährigen epileptisch-blödsinnigen Mädchen war das Gehirn im ganzen Umfange verhältniſsmäſsig klein, und die Schädelknochen zu einem halben Zoll verdickt, übrigens in der ganzen Form keine Abweichung wahrnehmbar.

Bei einer andern Person, welche an Nymphomanie gelitten hatte, bemerkte ich bei übrigens normalem Bau am *Glomus* des Gefäſsplexus beider Ventrikeln ein aus verhärteter Lymphe bestehendes, nicht unbeträchtliches Concrement.

Bei vier Blödsinnigen fehlte der Hirnsand ganz. Obgleich ich hierauf freilich keinen besondern Werth legen kann, noch weniger die Zirbeldrüse zu der ihr von Cartesius beigelegten hohen Bedeutung für die Hirnfunction erheben will, so möchte vielleicht doch auch, da nach den Beobachtungen Sömmerring's und Wenzel's die Ausscheidung dieser phosphorsauren Kalktheile zum normalen Procefs gerechnet werden mufs, das Zurückbleiben derselben im Hirnblute für die Hirnerregung nicht ganz unwichtig erachtet werden dürfen. — In dieser Vermuthung werde ich durch Roederer (l. c.), der gleichfalls diesen Sand in den Cadavern von drei Gemüthskranken vermifste, noch mehr bestärkt. Eine von diesen Leichen war ein Mann von dreifsig Jahren, die zweite ein Weib im höheren Alter, die dritte ein Mädchen von zwanzig Jahren.

Sind freilich die hier eben angeführten Erfahrungen zu gering, um allgemein für die Erscheinung dieser Krankheit in der materiellen Sphäre entscheiden zu können, so dürften sie mit den Fällen, welche ältere und neuere Anatomen verzeichnet haben, verglichen, doch einige sichere Resultate in dieser Hinsicht gewähren.

Mehrere aus andern Anatomen von Lieutaud gesammelte Fälle zeigen, dafs diese Form einzig durch gröfsere Festigkeit der Hirnsubstanzen und gröfsere Anfüllung der Gefäfse des Organs ausgedrückt ist. In dem grofsen Verzeichnifs bei Greding sind zwar häufig Degenerationen der Hirnsubstanz als Erscheinung der Krankheit bemerkt, indeſs fehlt hier die ausführliche Krankengeschichte, und es bleibt daher sehr ungewiſs, ob jene nicht Blüthen einer andern Krankheit waren, und mithin die Gemüthsaffection nur symptomatisch entstand. Weit mehr aber beweisen in dieser Rücksicht die besonders schätzenswerthen Zergliederungen eines neueren Pathologen, des Englanders Marshal *), der bei der reichen Gelegenheit, welche ihm das Bedlam-Hospital darbot, die gröſste Sorgfalt auf diese Untersuchungen verwendet hat. In seinen bei zwei und zwanzig Wahnsinnigen gemachten Sectionen fand er nichts mehr als starke Anfüllung der Blutgefäſse, Ausschwitzungen von Lymphe auf der *Pia mater*, Erguſs von Wasser unter der *Dura mater* und in den Hirnhöhlen, und in allen vermehrte Consistenz der Hirnsubstanz **). Aehnliche Resultate, die Abnormität der ganzen Form abgerechnet, ergeben sich aus den wenigen Sectionen, welche man bis jetzt an den blödsinnigen Cretinen angestellt hat. Nach Foderé ist hier die Hirnmasse härter als gewöhnlich; auch bestätigt dies die von Wenzel ***) mitgetheilte Beobachtung Autenrieth's über ein dreiſsigjähriges Weib. Wird

---

*) The morbid anatomy of the brain in mania and hydrophobia. London 1815.

**) Von allen hier angeführten Fällen scheinen mir besonders zwei eine vorzugliche Aufmerksamkeit zu verdienen (II. u. VI.), wo nämlich die Kranken kurz vor ihrem Tode den Gebrauch der Vernunft wieder erhielten; in beiden aber war der Wahnsinn ursprünglich von einer Gemuthsaffection entstanden.

***) Wenzel uber den Cretinismus, S. 126. Die Seitenventrikeln enthielten mehrere Unzen helles Wasser; die äuſsere Wand derselben war knorpelhart, das übrige Gehirn schien ganz gesund zu seyn.

es nun wohl nach diesen aufgezeichneten Erfahrungen jedem aufmerksamen Beobachter auffallen, dafs diese Krankheit bei einem so hohen dynamischen Leiden durch so geringe materielle Veränderungen ausgedrückt ist, da doch nach den wahren Grundsätzen der organischen Naturlehre Kraft und Materie unzertrennlich sind, und wir auch bei andern Organen, vorzüglich des Reproductionssystems, ihren dynamischen Leiden immer verhältnifsmäfsig coexistirende Metamorphosen der Materie bemerken, so möchte dies doch daraus erklärbar seyn, dafs dies Organ auf einer höheren Stufe der Bildung bei seiner Function weniger an Mischungsveränderungen gebunden wäre. Auch bemerken wir wirklich, dafs das Gehirn bei allen in die Mischung tief eingreifenden Krankheiten sich in seiner Integrität am längsten erhält; am seltensten wird der eigentliche höhere Sensibilitätsträger, die Medullarmasse, angegriffen. In den höhern Graden der Gelbsucht, wo alle Häute des Gehirns gelb, und selbst die graue Masse etwas heller gefärbt sind, bleibt die Medullarsubstanz — wie ich an drei Icterischen zu beobachten Gelegenheit hatte — unverändert: und so scheinen alle krankhaften Mischungsveränderungen nur das hier mehr isolirt stehende Gefäfssystem zu treffen. Unläugbar liegt aber auch wohl den idiopathischen Verstandesverwirrungen eine Abnormalität der ganzen Form zum Grunde, wie dies die Schädelbildung bei den Cretinen und andern Blödsinnigen genügend erweiset, und daher würden vielleicht aufmerksame Beobachtungen und Vergleichungen des Schädels dieser Kranken uns zu einem sichern Criterium dieser Form verhelfen können.

* * *

Da meine fortgesetzten Zergliederungen des Gehirns zur Bestätigung der Beobachtungen, welche ich schon vor mehreren Jahren in diesem vorhergehenden Aufsatze *) niederlegte, dienen; so erlaube ich mir die Resultate derselben hier nachträglich mitzutheilen. In mehreren Blödsinnigen, deren Krankheitszustand zu meiner Kenntniſs gelangte, habe ich nur Abnormalitäten des Gefäſssystems dieses Organs im allgemeinen gefunden, und auſserdem noch Veränderungen der Consistenz der Substanzen bemerkt, ferner habe ich auch, was mir besonders bemerkenswerth scheint, wieder, wie früher, in zwei Leichen dieser Art, den Zirbeldrüsenstand gänzlich vermiſst.

Daſs partielle Degenerationen der Hemisphären ohne bedeutende Störung der Hirnfunction vorkommen, fand ich in zwei Fällen bestätigt. Bei einem alten Weibe bemerkte ich an der inneren Fläche der *Dura mater* eine Balggeschwulst von der Gröſse eines Taubeneys, welche in der Hirnsubstanz einen tiefen Eindruck zurücklieſs, und daher einen beträchtlichen fortdauernden Druck bewirkt haben muſs. Die Person war an der Wassersucht, ohne Verstandesstörung, gestorben. Bei einem Manne von 40 Jahren fand ich in der rechten Hemisphäre die *Dura mater* beträchtlich verdickt, und unter derselben ein $\frac{3}{4}$ Zoll

*) Horn's Archiv für medic. Erfahrung. Bd. 1. St. 3. S. 405. Berlin 1818.

tiefes und breites Geschwür mit verzehrter Hirnsubstanz. Auch bemerkte man in eben dieser Leiche gänzliche Auflösung des grofsen Gefäfsmuskels durch Eiterung. Dieser Mensch war am Zehrfieber, gleichfalls ohne Gemüthsleiden, gestorben.

Dafs aber Druck auf den Centralpunkt, oder die Hauptverschlingungen der innern Hirnfasern, für die Function dieses Organs von bedeutendem Einflufs ist, wird durch folgenden Fall erwiesen. Friedrich Diesener, Webergesell, 44 Jahr alt, wurde am Ende Septembers 1816 von einer Apoplexie mit vollkommener Lähmung und Aufhebung des Gefühls an der ganzen linken Seite befallen. Am 5ten November 1816 wurde der Kranke mit sich gleich bleibender Lähmung in der Charité aufgenommen; hier starb er am 3ten Juny 1817. Bei der Obduction fand man eine, die ganze rechte Hirnhöhle einnehmende, nur mit den Gefäfsen des *Plexus* zusammenhängende Geschwulst *), die aufsen sehr gefäfsreich war, und innen aus einer Masse bestand, welche der grauen Hirnsubstanz sehr ähnlich war. Der unterliegende *Thalamus* und der gestreifte Körper — *Corpus striatum* — war etwas mehr geröthet, als gewöhnlich, sonst normal.

Da der *Thalamus* Vereinigungspunct des gröfsten Theils der von der *Medulla spinalis* zum Gehirn aufsteigenden Faserbündel ist, so

---

*) Vergl. Westphal Diss. inaug. de tumore in ventriculo cerebri laterali invento. Kiliani 1817. Worin dieser Fall vom Hrn. Westphal, der die Krankheit beobachtet, ausführlicher erzählt, und durch sehr treffliche Abbildungen erläutert ist.

wird hieraus deutlich, wie die Erzeugung eines solchen Aftergebildes an dieser Stelle Störung der Function des ganzen niederen Nervensystems bedingen könnte; schwerer aber möchte die Erscheinung der halbseitigen Lähmung zu erklären seyn. Die Kreuzung der Fasern der Pyramiden löſst ein solches Problem nicht, denn diese Bündel bilden nur einen kleineren Theil der Fasern der *Medulla oblongata*, und die übrigen gehen wirklich gröſstentheils zu der gleichseitigen Hemisphäre über; überdies existirt hier eine wahre Kreuzung *), wie sie Gall annimmt, nicht, sondern es findet mehr eine geflechtartige Verbindung der Faser statt. Frühere Beobachtungen sowohl, als auch besonders dieser Fall lassen vermuthen, daſs man der Erregung des Gehirns durch das Gefäſssystem einen nicht geringen Antheil an der Hervorbringung dieses, in seiner Entstehung noch bis jetzt so dunklen Phänomens zuzuschreiben habe. Da es nämlich unläugbar ist, daſs in einem Organ, bei Entstehung einer Degeneration oder eines Aftergebildes, der Blutandrang dahin vermehrt, und hiemit die Reitzsumme für dasselbe gesteigert wird, gleichzeitig aber auch die übrigen mit solchem Organ zunächst in Verbindung stehenden Theile, je mehr sie durch Anastomosen der Gefäſse zusammenhängen, in ihrer Erregung fallen; so ist es wohl nicht zu bezweifeln, daſs auch hier das abnorme Erzeugniſs für die früher gesunde Hemisphäre von groſsem Einfluſs seyn muſs. Die rechte Hemisphäre, welche durch die für

*) Verg. meinen Beitrag zur Encephalotomie. Weimar 1815.

den Wachsthum des Aftergebildes erforderliche beständige Blutcongestion, in ihrem Erethismus erhöht wurde, konnte energischer auf alle ihr angehörenden Theile, mithin auch auf die gleichzeitigen Nervenbündel der *Medulla* wirken, dagegen die in ihrer Erregung relativ herabgestimmten, und hiemit allmählig in Atonie versetzte linke, ihren Erregungszustand den ihr angehörigen gleichzeitigen Nervenbündeln der *Medulla* mittheilte. Diesemnach scheint mir in der unmittelbar afficirten rechten Hemisphäre nur die entfernte, in der scheinbar gesunden linken aber die nächste Bedingung dieser Krankheitserscheinung enthalten zu sein.

Möchte zwar dieser Erklärung der Entstehungsart manches entgegenzusetzen seyn, so erhält sie doch noch dadurch vorzügliches Gewicht, dafs ich in einigen Fällen dieser halbseitigen Lähmungen die gleichseitige Hemisphäre wirklich blutarmer, und das *Corpus striatum* bleicher als in der entgegengesetzten Seite fand.

II. Ueber Fettbildung.

Obgleich zwar viele Erfahrungen aus der pathologischen Anatomie beweisen, dafs die Leber ein Organ von grofser Wichtigkeit für den vegetativen Procefs des ganzen Körpers ist, so bleibt doch die klare Deutung ihrer Function in näherer Beziehung auf manche Modification in diesem Procefs noch dunkel. Jede Beobachtung, welche darüber ein helleres Licht verbreiten könnte, dürfte daher auch der Aufmerksamkeit und Würdigung der Physiologen nicht unwerth seyn.

Unter den Beobachtungen, welche ich über die krankhafte Beschaffenheit dieses Organs zu machen Gelegenheit hatte, halte ich besonders diejenigen, in denen bei einer in ihrer Substanz aufgelockerten, vergrösserten und missfarbenen Leber, eine abnormale Menge Fett im ganzen übrigen Körper gefunden wurde, eines grösseren Interesses werth, da sie mir eine ungezwungene klarere Deutung der Fettbildung zu gestatten scheinen.

Bei einer weiblichen Person, die an Lähmung der Extremitaten mit asthmatischen Beschwerden in hohem Grade gelitten hatte, und endlich blödsinnig starb, fand ich die Leber, den ganzen Magen bedeckend, bis zur Milz ausgedehnt und missfarben; zugleich bemerkte ich nicht allein im Netze, im Unterleibe und unter dem Fell eine grosse Menge Fett angehäuft, sondern auch an der *Pleura* um das Herz mehrere Fettlappen von ausserordentlicher Grösse.

Eben so habe ich in einer andern weiblichen und in einer männlichen Leiche von 50 Jahren, bei einer beträchtlich vergrösserten und missfarbenen Leber, gleichfalls im Netze und unter der Haut eine sehr grosse Fettmasse wahrgenommen.

Bei dem bekannten, im Jahre 1814 zu Memmingen verstorbenen würtembergischen Mädchen, Anna Steinhilber, von so prodigiöser Dicke und Grösse *), dass das Gewicht

*) Die Höhe des Körpers maass 5 Fuss 3 Zoll, der Umfang der Brust betrug 4 Fuss 2 Zoll, der Umfang des Bauchs

ihres ganzen Körpers 225 Pfund betrug, fand man nach dem Sections-Protokoll *) die Leber sehr groſs, auf ihrer äuſseren Fläche miſsfarben, und bei Eröffnung des Unterleibes eine Fettdecke von 4 Zoll.

Bei ganz entstellter, und mehr zusammengezogener Gestalt, die dem Gebrauch der Schnürbrüste höchst wahrscheinlich zuzuschreiben ist, fand ich hingegen im Ganzen mehr Mangel an Fett, und gänzlich abgemägerte Gliedmaſsen.

Da nun bis jetzt die Physiologie den Proceſs der Fettbildung nicht genügend erklärt hat, so wage ich es, hier zu versuchen, ob nicht durch Deutung dieser bemerkten Coexsistenz etwas zur Aufklärung dieses Processes sich ausmitteln lasse.

Diesemnach scheint mir zuförderst untersucht werden zu müssen, ob überhaupt ein Causal-Nexus zwischen der Leberfunction und der Fettabsetzung anzunehmen sey.

Wenn das Fett nicht bloſs ein abgesetztes Educt aus den Nahrungsmitteln, sondern wirkliches Product des thierischen Processes ist, wie dies aus der Fettbildung bei Thieren, die sich von Körpern nähren, welche wenig ölige Bestandtheile enthalten, erhellet; so muſs

---

4 Fuſs 5 Zoll, der gröſste Umfang des Schenkels 2 Fuſs 5 Zoll, der gröſste Umfang des Arms 1 Fuſs 5 Zoll.

*) Ferner fand man die Eingeweide in ihrer normalen Lage; im Netze nur wenig Fett, der Magen von auffallender Gröſse und aufgetrieben, die Gallenblase und Milz groſs, die beiden Nieren mürbe. Die Geschlechtstheile waren noch unausgebildet. Auch die Brust schien in der Bildung zurückgeblieben. Das Herz war normal, die Lungen aber verhältniſsmaſsig zu der Groſse der übrigen Organe viel zu klein.

es Organe geben, welche auf die thierische Mischung so einwirken, daſs dies Product zu Stande gebracht werden könne. Solche Organe sind aber nicht eigne Drüsenkörper, wie man sie wohl früher annahm, sondern nach allen besseren Beobachtungen die Gefäſse selbst, aus denen die Absetzung dieser öligen Materie höchst wahrscheinlich durch unmittelbares Durchschwitzen durch ihre Wände geschieht. Hievon wird gewiſs jeder durch aufmerksame Betrachtung der ersten Absetzung des Fetts in den noch durchsichtigen Häuten des Netzes beim Embryo sich am besten überzeugen können. Der erste Fettansatz erscheint hier, nach dem Laufe der arteriellen Gefäſse, in der Form kleiner einzelner Kügelchen, die wie Tröpfchen den äuſsern Gefäſswänden anhängen. Es müssen daher alle die Organe besonders von Einfluſs auf die Fettbildung seyn, welche an der Blutmischung selbst einen bedeutenden Antheil nehmen. Unläugbar ist die Leber ein solches Organ, denn da sie, Herz und Gehirn ausgenommen, allen übrigen Organen in ihrer Bildung vorangeht, und die Zirkulation zwischen Mutter und Frucht vermittelt, so wirkt sie bestimmend für die ganze Blutmasse, und wird Centralorgan des ganzen Bildungs-Processes des Fötuslebens. Wenn sie zwar als solches nach der Geburt bei steigender Entwickelung der Lungenfunction etwas mehr zurücktritt, so erhält sie sich doch immer als Hauptfactor für die ganze Nutrition.

Es frägt sich nun aber, durch welche Modification ihrer Function die zur Fettbildung nothwendig erforderte Blutmischung bedingt werde?

Mehrere Physiologen sind geneigt, der Leber, aufser der Gallenabsonderung noch eine eigne, weniger erkannte Function *) zuzuschreiben, weil sie glauben, dafs das grofse Volumen derselben mit der abgesonderten Flüssigkeit in keinem Verhältnisse stehe. Da aber die Gröfse eines Organs nie das Maafs für die qualitative Wirksamkeit abgeben kann, so verdient diese grundlose Vermuthung hier um so weniger berücksichtiget zu werden, weil schon die Function der Gallenabsonderung für sich wichtig genug ist, und daher nicht zweifeln läfst, dafs sie in ihrer Abnormalität für den in der gesammten Blutmasse enthaltenen Stoff der Ernährung, Modificationen hervorbringen könne. Wirklich stehen auch die Erscheinungen in der Fettproduction mit der veränderten Gallenabsonderung in Verhältnifs. Im Fötusleben, wo die Leber für die Absonderung weniger thätig ist, erscheinen in dem gallertartigen Zellstoff unter der Haut, mit dem 4ten Monate Fettkügelchen; bei ausgetragenen gut genährten Kindern deutet die den Neugebornen ganz eigenthümlich rundliche Form auf das die Muskeln überall bedeckende Fett hin. Noch nach der Geburt wächst die Fettmasse bis zu der Zeit, wo die eintretende kräftigere Chylistication eine stärkere Absonderung der Galle fordert. Kinder bis zum 2ten und 3ten Lebensjahre, sind daher oft verhältnifsmäfsig fetter, als Erwachsene, hingegen findet man in der Regel nur wenig Fett im Knabenalter. Erklärbar wird die Wechselbestimmung beider Processe dadurch, dafs

*) Bichat allgem. Anatomie 2. S 200

zur Hervorbringung ihres Products, in beiden gleiche Bestandtheile des Bluts verwandt werden müssen, denn sowohl in der Galle wie im Fett, ist bei statthabender geringer Differenz, der Kohlenstoff durch die chemische Analyse als vorwaltender Bestandtheil erwiesen, und sogar kann man durch die Destillation aus der Galle ölige Theile ausscheiden. Auch erscheint sogar das Parenchym der Leber bei einigen Thieren von Oeltheilchen durchdrungen; dies ist bei mehreren Fischen der Fall, namentlich ist es beim grünen Schellfisch *) (*Gadus virens*) in solcher Quantität angehäuft, dafs die Polarvölker diesen Fisch nur deshalb fangen, um Brennöl aus der Leber zu gewinnen.

Eine noch speciellere Deutung dieser Processe gewährt uns die Beobachtung, dafs man bei vorzüglich fetten Thieren eine bittere Galle antrifft. Entweder entsteht diese grofse Bitterkeit dadurch, dafs hier die öligen Bestandtheile mit der Galle nicht ausgeschieden werden, und so diese der einhüllenden Bestandtheile beraubt wird, oder es wird durch einen höhern Grad der Oxydation, wie im Extractivstoff der Pflanzen, diese Bitterkeit hervorgebracht. Diesemnach möchten die Phänomene in dieser Wechselbestimmung beider Processe so bedingt seyn, dafs wenn mit der abnormalen Function der Leber hier mehr der Oxygenpol herrschend wird, in dem Maafse umgekehrt der Hydrogenpol an den zur Fettabsetzung dienenden Gefäfsen hervortreten kann; wobei jedoch auch noch andere Um-

*) Cuvier. Bd. 2. S. 563.

stände, als gesunde Blutbereitung, Ruhe und Lungenfunction mitwirkend anzunehmen sind.

III. In einem Knoten verschlungene Eingeweide.

Bei der Section einer Frau, die an unaufhörlichem Brechen litt, und ungeachtet aller dagegen angewandten zweckmäſsigen Mittel, nach 12 Stunden starb, fand man im Unterleibe mehrere Quart Blut ergossen, und nach genauer Untersuchung des Darmkanals im Mesenterium des Krummdarms zwei groſse Einrisse, in deren Mitte die Därme durch einen festen Knoten verschlungen waren. Zur genaueren Entwirrung dieser Zusammenschnürung wurden alle zum *Systema chylopreticum* gehörenden Organe im Zusammenhange herausgenommen, und mir mit der Bemerkung, daſs noch an der linken Seite ein *Hydrops ovarii*, von der Gröſse eines Kinderkopfs gefunden sey, zur genauen Untersuchung übergeben. Ich fand Leber und Milz gesund, das *Duodenum* war von natürlicher Farbe, aber abnormal erweitert. An der linken Seite unter dem *Colon transversum*, war das *Ileum* in mehrere, wie von einander abgebundene Parthieen gesondert, in deren Mittelpunct der Knoten lag, der in seinen Verschlingungen so verwickelt war, daſs es der vielfachen Untersuchung ungeachtet, bis jetzt nicht gelungen ist, ihn klar zu entwirren. So viel ist indeſs gewiſs, daſs nur bei diesem Einreiſsen des Mesenteriums, diese so complicirte Verwickelung

lung möglich wurde, indem nur durch oftmalige Durchschiebung der Eingeweide eine solche knotenartige Zusammendrehung zu Stande gebracht werden konnte *).

Uebrigens scheint diese Formation auf einen ursprünglichen Bildungsfehler hinzudeuten. Die Ränder des Ausschnitts am Mesenterium sind abgerundet, und zeigen keine Spur einer gewaltsamen Zerreifsung. So weit der Darmkanal in dieser Verschlingung befafst ist, war er so stark verengt, dafs nicht einmal eingespritztes Wasser durch das verschlungene Darmstück durchzubringen war.

Es sind zwar nicht selten Zusammenschnürungen des Darmkanals bemerkt worden, indefs habe ich doch keinen Fall dieser Art unter den bis jetzt bekannten auffinden können; fast bei allen waren eigene Bänder gebildet, wodurch der Darm umfafst wurde, oder der abnormal lange *Processus vermiformis* vertrat die Stelle derselben.

IV. Ueber einige Krankheiten des Darmkanals.

Da der Darmkanal aus Häuten von verschienem Gewebe zusammengesetzt ist, so entsteht daraus ein Organ mit eben so vielen Vitalitäts-Nuancen. Nach der richtigen anatomischen Untersuchung unterscheidet man die

*) Es scheint die obere Portion durch den Einrifs zuerst vorgefallen, und dann durch den Einrifs dieses vorgefallenen Stücks das letzte zum *Colon* abgehende Ende durchgedrangt worden zu seyn. Vergl. die Kupfert.

äufsere Haut, eine Fortsetzung des Bauchfells, die ihrer Textur nach, zu den serösen Hauten gehört, und die innerste, oder Schleimhaut, die aus dem, fast ganz aus Gefäfsen zusammengesetzten Schleimcorium, welches von einem feinen, mit Poren versehenen, dünnen Blatte überzogen wird *), besteht. Zwischen beiden liegt ein festeres, maschenähnliches Zellgewebe, welches noch von einer dünnen Lage reitzbarer Muskelfiber umfafst wird. Befällt nun eine Krankheit den Darmkanal, so wird, je nachdem eine von diesen Häuten in ihrem Vitalitätsverhältnifs vorzüglich vor den übrigen gestört wird, auch die Krankheit hierdurch in ihrer Form nothwendig modificirt erscheinen müssen. Da aber wegen des genauen Zusammenhangs des Organismus die nächsten, wie die entfernten Organe, immer consensuell mit ergriffen werden, und daher das örtliche Leiden in der Form der Krankheit nie bestimmt zu erkennen seyn wird, so ist es aus diesem Grunde durchaus nothwendig, den Ausdruck der Krankheit von der plastischen Seite zu erforschen. Ungeachtet der genaueren anatomischen Untersuchung dieses Organs geringere Schwierigkeiten, als bei andern Theilen, entgegenstehen, so sind wir dennoch in der Pathologie desselben, in sofern sie auf die Kenntnifs der feinern Veränderung im Somatischen sich stützt, noch weit zurück.

Wie wenig weifs man z. B. in dieser Hinsicht von den so häufig vorkommenden Krankheiten dieses Kanals, welche sich durch ab-

*) Diese Struktur der Schleimmembrane werde ich an einem andern Orte nächstens zu erweisen suchen.

norme Ausleerungen charakterisiren, als Dysenterie, Diarrhoe und Lienterie.

Obgleich wir von älteren und neueren Anatomen Untersuchungen des Darmkanals von Ruhrkranken besitzen, so geben sie doch so verschiedene und wenig genaue Resultate, daſs hiermit der Sitz der Krankheit ganz unentschieden bleibt.

Mehrere ältere Pathologen, zu denen selbst Morgagni gehört, hielten vorzüglich, jedoch ohne die Affection des weiten Darms zu läugnen, den engen Darm, wegen seiner höhern Empfindlichkeit und gröſsern Menge von Gefäſsen, zur Entstehung dieser Krankheit vorzüglich geeignet. Vorzüglich schrieben andere, als Spiegel, Bartholin, Sennert, Priegle und Stoll dem weiten Darm, und vorzüglich dem *Colon* den Sitz der Krankheit zu. Mit diesen stimmt auch Donald Monro überein, der sowohl den Mastdarm wie das *Colon* mit bösartigen Blattern in dieser Krankheit besetzt fand. Dagegen halten Hermann von der Heyde und Strak die Krankheit allein für ein Leiden des Mastdarms. Noch andere glauben, daſs der ganze Darmkanal an diesem Uebel Antheil nehme, indem sie die Schleimhaut mit einem blutigen Serum überzogen, und mit fungösen Tuberkeln besetzt fanden. Mehrere von Stoll (*Rat. medendi. P. III. p.* 251. 344.) verzeichnete Fälle gewähren hierüber eben so wenig genaue Aufklärung.

Bei allen an dieser Krankheit Verstorbenen, welche ich zu untersuchen Gelegenheit hatte, fand ich nur den weiten Darm, nämlich das *Rectum* und einen Theil des *Colons* angegriffen, und fast immer den kranken Theil von dem gesunden durch eine scharfe Grenze, wie abgeschnitten.

Bei genauer Untersuchung erschien vorzüglich nur die Schleimhaut angegriffen, nicht selten mit Erhaltung der Integrität der übrigen Häute. Wurde der Kranke nach kurzer Dauer der Krankheit ein Opfer derselben, so waren einzelne venöse Auftreibungen auf der äufsern Fläche des Darms sichtbar, die Schleimhaut aber überall gleichmäfsig blofs geröthet. War die Krankheit weiter fortgeschritten, so erschien sie mit einzelnen dunkleren Flecken, die oft wie schwach hervorragende Papillen sich darstellten. Die dichtere Zellhaut war dann blaulicht gefärbt. Weiterhin bemerkte man in diesen dunkler gefärbten Stellen einzelne extravasirte Blutpunkte, und die Poren des dünnen epidermisartigen Ueberzugs so stark erweitert, dafs man sie mit unbewaffnetem Auge unterscheiden konnte. Bei längerer Dauer wird im Umfange dieser einzelnen gerötheten Stellen Lymphstoff ergossen, der sich allmählig verdichtet, und so beinahe Hirsenkörner ähnliche Auftreibungen bildet. Da die Bildung dieser kleinen Körperchen vom Umfange dieser gerötheten Wärzchen ausgeht, so enthalten sie in ihrer Mitte gewöhnlich einen dünneren Lymphstoff, der sich leicht abspülen oder ausdrücken läfst, und dann erscheint dasselbe als eine aufgetriebene geöffnete Drüse. Mit diesem Lympherguſs bei fortschreitender Krankheit wird endlich die ganze innere Fläche bedeckt, so dafs sie hierdurch wie mit einer Haut überzogen wird; in dem Verhältnifs, wie diese allmählig zu nimmt, schwindet die Röthe etwas *). Dauert die Krankheit mehrere Monate, oder noch länger, so werden auch die übrigen Häute durch Lympherguſs verdickt; auch leiden dann mehr oder weniger die dünnen Därme. Der Lymphüberzug ist dicker und fester geworden, und erscheint bei ungleichen Auftreibungen mit einer eigenthümlichen Glätte. Wird dieser Ueberzug späterhin als falsche Membran ausgeworfen, und entsteht dann an diesen entblöſsten Stellen aufs neue Entzündung, so geht diese nicht selten in tief fressende Geschwüre über.

Aus diesem Local-Leiden der Schleimhaut lassen sich nun auch wohl alle die, diese Krankheit charakterisirenden, Symptome ohne Schwierigkeit ableiten. Erwägt man die hohe, durch die Entzündung noch vermehrte Empfindlichkeit dieser Haut, so wird der schmerzhafte Stuhlzwang erklärbar, auch ist die Absetzung der auſserordentlichen Menge von Schleim kein Räthsel, da man diese — wie ich durch genaue Untersuchung der Schleimhäute überhaupt überzeugt bin — nicht in den einzelnen Drüsen, sondern unmittelbar in der erhöhten Thätigkeit der Gefäſse der ganzen Haut begründet halten muſs.

Noch weniger als in dieser Krankheit ist über den Sitz und den Ausdruck der Magenruhr (*Lienteria*) mit Gewiſsheit durch Sectionen ausgemittelt, da nur soviel erwiesen ist,

*) Die Röthe verschwindet an diesen Stellen aber nie ganz; des Hrn. Fleischmanns Behauptung (Leichenöffnungen S. 83.) daſs bei bestehender Inflammation keine Lymphausschwitzung möglich sey, leidet daher wohl einige Beschränkung.

daſs sie nicht in der Erschlaffung des Pylorus begründet sey, denn immer fand man diese normal. Erwägt man die groſse Menge der abgesonderten Flüssigkeit, welche in dieser Krankheit durch den After ausgeleert wird, mit der Quantität der eingenommenen Nahrungsmittel, so ist es höchst wahrscheinlich, daſs diese Ausleerungen nicht als ein bloſser Abgang der eingenommenen Stoffe anzunehmen sey, sondern daſs vielmehr der krankhaften Absonderung des Darms selbst hieran ein groſser Antheil zugeschrieben werden müsse. Vollkommen habe ich mich durch die Untersuchung des Darms einer an der Lienteria verstorbenen Person überzeugt, daſs in dieser Krankheit ähnliche plastische Umwandelungen, wie in der Ruhr statt finden. Auch hier sah ich deutlich die vorzügliche Affection der Schleimmembran, die Gefäſse des Schleimcoriums waren in dem ganzen dünnen Darm geröthet, und hin und wieder durch Lymphexsudationen mehr oder weniger weiſs und flockig. Die Lienteria stellt diesemnach eben die Form der Krankheit des dünnen Darms dar, welche als Ruhr bei der Affection des weiten Darms erscheint. In der Diarrhoe ist keine auffallende Veränderung in der plastischen Seite wahrnehmbar, und das Leiden scheint daher mehr auf einem Miſsverhältniſs der sämmtlichen zur Digestion gehörenden Organe zu beruhen.

V. Ueber eine Hemmungsbildung.

Beschreibungen und reiche Sammlungen, welche uns eine umfassende Uebersicht von monströsen menschlichen Bildungen verschaffen, zeigen deutlich, daſs die Natur diese unendliche Form-Verschiedenheit, theils durch mangelhafte oder excessive Ausbildung der Theile, theils durch gänzliche Umbildung oder durch veränderte Lage der Organe mit Bewahrung des menschlichen Typus hervorbringt. Eben dasselbe zeigen auch die Monstrositäten in den übrigen Thiergattungen, und nie wird in diesen Abweichungen der Normal-Typus bis zu dem Grade entstellt, daſs in denselben die Form der Thiergattung, der sie angehören, nicht leicht erkannt werden könnte.

Da der Mensch wie das Thier durch stufenweise Entwickelung zu seiner vollendeten Ausbildung gelangt, so geht nur aus der normalen Succession dieser Stufen die vollkommnere Form hervor, und bleibt daher ein Organ in dieser Entwickelung zurück, so wird sich dies als Miſsbildung desselben darstellen. Bekömmt eine solche Abnormalität der höhern Thierclasse oft die gröſste Aehnlichkeit mit der Form tiefer stehender Thiergattungen, so erhält sich doch immer das Gepräge der vollkommneren Form-Entwickelung, und man geht offenbar zu weit, wenn man annimmt, daſs die höher stehenden Thierorganisationen in ihren Bildungsstufen alle die Formen, welche die unter ihnen stehenden Thiere permanent darstellen, bis zu ihrer vollendeten Entwickelung durchlaufen müsse. Der Parallelismus der Thierreiche mit den Entwickelungsstufen der menschlichen Bildung, gewährt unläugbar in höherer Beziehung für die Physiologie und Bildungsgeschichte sehr fruchtbare Resultate, verliert aber diesen hohen Sinn, und giebt zu irrigen Ansichten Anlaſs, wenn man ihn in der Wirklichkeit ganz gleichlaufend annimmt. Daher scheint bei mehreren neueren Schriftstellern die Meinung, daſs jede thierähnliche Miſsentwickelung eine Hemmungsbildung bezeichne, begründet worden zu seyn. Gewiſs beruhen ähnliche Bildungen, welche sich in den normalen, wie abnormalen Entwickelungen darstellen, auf weit allgemeineren Bildungsgesetzen: indessen ist es doch auch nicht zu läugnen, daſs wirklich Miſsbildungen vorkommen, deren Entstehungsart richtig Hemmungsbildung zu nennen sind, sich aber nur dadurch als solche erweisen lassen, daſs man ihre Formen in der früheren Entwickelungsperiode des Thiers, an dem man sie bemerkt, existirend nachweise.

Solche Hemmungsbildungen betreffen bisweilen nur ein Organ, oder sie gehen durch mehrere durch, so daſs dann ihr Ursprung noch deutlicher wird. Als Erweiſs dafür erlaube ich mir hier einen von mir beobachteten Fall anzuführen.

In einer bejahrten Weibsperson, über deren Lebensgeschichte ich nichts erfahren konnte, fand ich bei vollkommen getheiltem *Uterus* mit einfacher Scheide zugleich die Leber stärker als gewöhnlich getheilt, besonders den rechten Lappen lang und dünn; auch war die kleinere Milz an ihrem Rande mehrfach eingeschnitten, so daſs sie aus mehreren

Stücken zusammengesetzt schien; der Magen ferner war lang, und durch eine bedeutende Striktur in der Mitte in zwei zusammenhängende Höhlen geschieden. Sowohl nach Harrey (*de genert. p.* 304.) als auch nach Mekkels (S. 670.) Beobachtungen soll in der frühern Bildungsperiode des menschlichen Embrios der *Uterus* merklich getheilt seyn, und eben dann kommen auch die mehr gelappte Leber und getheilte Milz vor. Wenn gleich der getheilte Magen in dieser Periode, so viel mir bekannt, nicht nachgewiesen ist, so erhellet doch wenigstens soviel aus seinem Zusammenseyn mit den übrigen Bildungen, dafs diese Striktur, als ein ursprünglicher Bildungsfehler zu betrachten sey. Es scheint dieser Fall einen überzeugenden Beweis gegen Fleischmann (Leichensection S. 134.) abzugeben, der nämlich glaubt, dafs bei stark muskulösen Magen, bei denen der Verdauungsprocefs an sich, oder bei harter roher Kost, oder bei ungewöhnlich starker Mahlzeit lange dauert, wobei die Muskelzusammenziehung *) lange und kräftig anhält, eine solche bleibende Contractur zu Stande kommen könne.

Sowie nun in solchen Hemmungsbildungen die gesetzmäfsige Entwickelung der Natur deutlich erkannt wird, so unbezweifelt sieht man auch in der Formation der übrigen Mifsbildung die Natur nach bestimmten, freilich noch unerforschten Gesetzen wirksam, denn wollte man die oft unerklärbaren und seltsamen Formabweichungen von zufälligen Ein-

*) Diese soll nach Home während der Verdauung eine Striktur hervorbringen, wodurch der Magen in eine Cardial- und Pylorus-Portion abgetheilt wird.

wirkungen auf den Fötus etwa vom mechanischen Druck, oder gar Versehen der Mutter ableiten, so müſste man für die constanten Gleichheiten, mit denen solche Entwickelungen erscheinen, allen Sinn verläugnen. Die aufmerksame Vergleichung nur weniger Formabnormalität aus der groſsen Mannigfaltigkeit derselben gewährt uns die Ueberzeugung, daſs auch hier die Natur nicht gesetzlos verfährt. Hundertfach wiederholt sich die Bildung der Hemicephalon oder sogenannten Katzenköpfe auf gleiche Weise, und gewöhnlich bemerkt man in diesen die Nebennieren kleiner als bei vollkommner Hirn- und Schädelbildung; die Gaumenspalte oder Haasenscharte findet man in der Regel auf der rechten Seite; in der sogenannten Cyclopenmonstrosität sieht man die Verschmelzung der Augen fast immer in gleicher Art. Auch seltenere Monstrositäten wiederholen sich ganz ähnlich in verschiedenen Thiergattungen: die Königl. anatomische Sammlung in Berlin besitzt einen seltenen menschlichen Fötus, wo bei fehlendem Unterkiefer, die Ohren tief unter dem Schädel gelagert sind, und die Mundöffnung, welche an der normalen Stelle liegt, durch eine kleine rundliche Oeffnung bezeichnet wird. Eben diese Bildung des Kopfes bemerkte ich an einem Schaafe, welches seit mehreren Jahren in der Sammlung der Thierarzeneischule in Berlin ausgestopft aufbewahret wird.

Auch in Hinsicht der abweichenden Anlagerung der Theile scheint die Natur immer zur Erreichung des normalen Typus hinzustreben, und so stellen sich hier die mehrsten Lageveränderungen nur als gröſsere oder geringere Annäherung der regelmäſsigen Bildung dar. Dies erweist vorzüglich die aufmerksame Betrachtung der Zwillingsmonstrositäten. So wie wir in der normalen Entwickelung, das Gesicht immer nach der Bauchfläche gekehrt finden, so wird mit den doppelten Miſsgeburten, in denen der Bauch und Kopf zum Theil verschmolzen ist, das Gesicht immer nach der Seite hingewendet, an der die Bauchseite am mehrsten zu Tage kommt; deckt sich mit Verwachsung der beiden Köpfe die Bauch- und Brustfläche vollkommen, so decken sich auch die vorderen Theile des Kopfes, so daſs das Gesicht gar nicht gebildet wird, und nur die beiden Schädeltheile unterscheidbar sind.

Wenn zwar die Natur von diesen Typis in der gänzlichen Umkehrung der Lage der Theile abzuweichen scheint, so erhellt doch auch aus den constanten ähnlichen Wiederholungen, daſs auch hierin kein unendlich regelloses Spiel, sondern Gesetzmäſsigkeit statt findet. Seitliche Umkehrungen der Organe sind häufig, doch immer nach einer gewissen Norm beobachtet; weit seltener aber kommen die Umkehrungen von vorne nach hinten vor, so daſs auſser den Verdrehungen der Extremitäten bis jetzt nur einzelne Andeutungen derselben von dem Gefäſssystem bekannt sind. Höchst merkwürdig ist in dieser Hinsicht daher die Miſsgeburt von einem Kalbe, welches im Skelett in der Thierarzeneischule zu Berlin aufbewahrt wird.

In dieser Monstrosität sind die inneren Wände der Cavitäten des Rumpfs, gleich einem umgekehrten Handschuh nach auſsen umgewendet. Die Körper der Wirbelbeine liegen ganz frei nach aufsen und hinten; der untere Theil der Wirbelsäule ist mit dem Becken aufwärts umgebogen, so dafs die Bekkenhöhle auswärts vorwärts, und die hinteren Extremitäten gegen den Kopf aufwärts gerichtet sind. Der ganze Thorax ist umgekehrt auf die Weise, dafs die innere Fläche der Rippen auswärts gekehrt wird, und die dadurch gebildete Brusthöhle, die Dornfortsätze der Wirbel, wie auch die Schulterblätter einschliefst. Vorne ist dieser Thorax geöffnet, um die gleichfalls aufwärts gerichteten vorderen Extremitäten durchzulassen. Das Herz lag oben, wie gewöhnlich von den Rippen bedeckt, die übrigen Eingeweide des Unterleibs wurden in die durch die Umbeugung der Wirbelsäule und des aufwärts stehenden Beckens, constituirte Höhle, also zwischen den Dornfortsätzen und dem heiligen Bein aufgenommen. Die Geschlechtstheile fehlten ganz. Besonderes Interesse erregt dieser so seltene Fall noch mehr dadurch, dafs er sich auch in den kleinsten Abweichungen ganz gleich schon zum zweiten Mahl in derselben Thierart wiederholt hat *), und in sofern auch als Belag zur Bestätigung des eben Vorgetragenen dienen kann.

*) Auch in den von dem Herrn Professor Renner für die Thierarzeneischule in Jena angelegten reichen und sehr interessanten Sammlungen habe ich diese Monstrosität gefunden.

VI. Beobachtung einer durch innere Bedingungen entstandenen Verrenkung des zweiten Halswirbels.

Das Verdienst, welches sich der General-Chirurgus, Herr Dr. Rust, durch Mittheilungen seiner Erfahrungen über die freiwillige Verrenkung — Arthrokakologie Wien 1817. 4. — erworben hat, wird jeder Arzt und Wundarzt mit gebührendem Danke um so höher schätzen, je wichtiger dieser Gegenstand für die Heilkunde ist, und je weniger die zerstreuten einzelnen Beobachtungen mit den daraus hervorgehenden einseitigen Resultaten uns eine befriedigende Kenntniſs der Krankheit verschaffen konnten. Obgleich diese schätzenswerthe Arbeit unstreitig ein helleres Licht über diese Krankheit vorbereitet, und durch gründliche Auseinandersetzung der Ursachen uns eine klarere Kenntniſs von der Natur derselben verschafft hat; so bedürfen wir bei den herrschenden verschiedenen Meinungen über ihre Entstehung, dennoch mehrerer Beläge aus der Erfahrung, um die darüber obwaltenden Widersprüche beseitigen zu können, und daher wird jeder einzeln vorkommende Fall um so mehr unsere Aufmerksamkeit erregen müssen, wenn er sich eignet, die Wahrheit der mitgetheilten Ansichten über das Wesen einer so wichtigen Krankheit zu prüfen, und durch den Befund klarer zu beleuchten. Ich halte deswegen auch einen Fall, den ich unlängst zu beobachten Gelegenheit hatte, der Mittheilung nicht unwerth.

Christian B..., Maurergesell, 40 Jahr alt, von schwächlicher Constitution, dem Trunke ergeben, litt seit langer Zeit an Nackenschmerzen, die er sich durch Erkältung bei der Arbeit zugezogen hatte. Man wandte dagegen Bäder, Einreibungen und *Vesicatoria* mit Erfolg an, jedoch kehrte das Uebel bald mit gröſserer Heftigkeit wieder, wobei der Kranke einen fixen Schmerz im Nacken, und Taubheit im ganzen Hinterkopf empfand. Seit einem halben Jahre bemerkte man am Nacken, in der Gegend des zweiten Halswirbels eine Erhabenheit, die bei der Berührung sehr schmerzhaft war. Jede Bewegung des Kopfes verursachte unerträglich heftige Schmerzen, der Kranke muſste daher stets ausgestreckt liegen, wobei der Kopf etwas gegen die rechte Seite hingerichtet war. Wollte sich der Kranke aufrichten, so bedurfte er hierbei beider Hände, die er unter den Kopf schob. Das Schlucken war sehr erschwert; der Mund konnte wenig geöffnet, und nur dünne Speisen, die oft wieder zur Nase herausflossen, mit der gröſsten Anstrengung heruntergebracht werden. Die Kräfte nahmen jetzt sehr ab, und die Bewegung des linken Arms wurde beschwerlich. Nun schritt man zur Anwendung des Glüheisens, wornach auf kurze Zeit sich die Schmerzen verminderten, und das Schlucken weniger beschwerlich wurde; doch nahm die ortliche Geschwulst jetzt immer mehr zu; auch wurden nach und nach die Extremitäten, ohne Verlust der Empfindung gelähmt, und Koth und Urin gingen unwillkührlich ab. In diesem Zustande, der mehrere Wochen dauerte, nahm das Zehrfieber immer mehr zu, und machte dem Leiden ein Ende.

Bei der Section fand man nach Wegnahme der Haut und der oberflächlichen Muskeln des Halses und Nackens, den Dornfortsatz des zweiten Halswirbels stark hervorragend, die *Musculi obligui* und *recti* sehr ausgedehnt, doch ohne eine Spur äuſserer Verletzung; auch die übrigen Muskeln des Halses und Nackens von gesunder Beschaffenheit. Bei weiterer Untersuchung wurde der erste Wirbel in seiner natürlichen Lage, der zweite aber in seiner Lage so bedeutend verändert, und so weit nach hinten geschoben, angetroffen, daſs die vorderen Ränder seiner oberen Queerfortsätze nur noch mit den hinteren Rändern der artikulirenden Fläche der unteren Fortsätze des Atlas in Berührung kamen. Der Zahnfortsatz des zweiten Wirbels wal sehr vergröſsert und aufgetrieben, und wurde, da alle Ligamente, die diesen Wirbel an dem ersten und an dem Hinterhauptsbein befestigen, durch Eiterung zerstört waren, nur noch allein von dem Bandapparat (*Apparatus ligamentosus*) und der harten Hirnhaut bedeckt. Wegen dieser geringen Befestigung, wurde er bei jeder Bewegung des Kopfs stark nach hinten in den Wirbelkanal gedrückt, und derselbe hierdurch bis auf ¼ Zoll verengt. Mit den Körpern des zweiten und dritten Wirbels waren ebenfalls sehr bedeutende Veränderungen vorgegangen. Die Substanz derselben erschien aufgelockert, an einigen Stellen absorbirt, dagegen an andern in gröſserer Masse abgesetzt, wodurch Knochenfortsätze von unregelmäſsiger Gestalt gebildet wurden, welche den zweiten Wirbel mit dem dritten ankylotisch vereinigten. Die harte Hirnhaut erschien in grofsem Umfange an der verrenkten Stelle mifsfarben, dunkelroth und blau, und zwischen derselben und dem Knochen fand man eine schwärzliche Gauche ergossen. Das Rückenmark selbst war an dieser Stelle geschwunden, und im innern blau mit dunkelrothen Streifen. An einigen Knochen des Skeletts zeigten sich Spuren krankhafter Bildung; die Knochen-Abdachung am Keilbein war absorbirt, und dafür eine bedeutende Verknöcherung der harten Hirnhaut an dieser Stelle eingetreten; ferner waren auch die unteren Enden des Schenkelknochens bedeutend aufgetrieben..

Aus diesem Befund geht sehr deutlich hervor, dafs eine durch innere Bedingungen entstandene Knochenkrankheit die Verschiebung der Gelenkfortsätze verursachte, wenn man folgende Gründe besonders berücksichtiget:

1) die Abwesenheit jeder Spur einer äufsern Gewalt. Alle diesem Gelenk zunächst liegenden Muskeln waren gesund, keine Destruction, sondern nur eine gröfsere gleichmäfsige Ausdehnung derselben sichtbar, welche nur durch allmählige und gleichmäfsige Verschiebung der artikulirenden Fortsätze geschehen konnte.

2) Die Art der Veränderung des Knochens. Die Substanz ist hier nicht, wie beim Beinfrafs verzehrt, sondern aufgetrieben, lokkerer, und der Knochen durch neue Productionen in seiner Form ganz verändert, welches offenbar auf eine Veränderung der dynamischen Verhältnisse im Ernährungsprocefs hindeutet. Dafs eine solche Umwandelung

durch Erosion von einer scharfen Gauche, die als Folge der Krankheit der weichen Theile entstand, ursprünglich bewirkt worden sey, ist nicht anzunehmen, da jeder auf diese Weise entstandene Beinfraſs das Leben des Knochens eben so, wie ein bösartiges Geschwür das der weichen Theile aufhebt, und die Knochenorganisation ganz zerstört. Dies ist besonders deutlich, wenn Knochen von schwammichter Textur auf diese Weise angegriffen werden, wodurch denn die ganze Substanz derselben in dieser Gauche gleichsam aufgelöst erscheint, und der Knochen einen bloſs membranösen Sack bildet.

3) Die übrigen an den Knochen des Skeletts bemerkten krankhaften Veränderungen, z. B. die abnorme Bildung des Clivus und der Enden des Schenkelknochens.

4) Die Zerstörung der den Knochen zunächst liegenden Bänder mit Erhaltung der harten Hirnhaut und des sehnigten Bandes: Es läſst sich daraus schlieſsen, daſs die Krankheit sich von den Knochen aus verbreitete, und die Eiterung der zerstörten Bänder Folge der Knochenkrankheit war.

Wenn wir nun noch die Krankheits-Erscheinungen mit dem Sections-Befund genau vergleichen, so wird hieraus des Herrn Rust Ansicht über die nächste Ursache der Krankheit, die er für eine Entzündung der innern Knochenhaut hält, nicht minder bestätigt. Vorzüglich war hier nur der lockere Theil und der Fortsatz des zweiten Wirbels von der Krankheit ergriffen, dagegen der Atlas mit seinen articulirenden Flächen, und der vordere Bogen desselben von normaler Beschaffenheit. Dies läſst an dem Sitz des primären Leidens nicht zweifeln, und deutlich zeigt die Auftreibung und Auflockerung des Zahnfortsatzes, daſs hier die Entartung von innen begann. Auch war die Constitution und Lebensweise des Kranken von der Art, daſs hierdurch die Entstehung inflammatorischer Krankheiten begünstiget wurde, und wirklich ist hier das entzündliche Leiden durch den heftigen Schmerz, welchen der Kranke gleich im Anfange der Krankheit empfand, angedeutet.

Ferner dürfte dieser Fall wohl noch besondere Aufmerksamkeit der Physiologen verdienen, da er zeigt, welchen bedeutenden Druck das Rückenmark allmählig erleiden kann, ohne ausgezeichnete schädliche Wirkungen auf die gesammte Nervenfunction und auf die Circulation hervorzubringen.

VII. Angeborner Nabelbruch.

Bei einem Fötus von 8 Monaten weiblichen Geschlechts fand man eine, die ganze obere Bauchgegend bis zum Nabel einnehmende Geschwulst, welche die Gröſse eines Hühnereys überstieg. Sie wurde gröſstentheils von der Nabelstrangscheide, die von einer gelblichen salzigen Masse ungleich wulstig aufgetrieben war, bedeckt, und nur an ihrem Grunde von der Bauchhaut umfaſst, die letztere ging an der rechten Seite mit einem scharfen Bogenausschnitt in die Nabelscheide über, an der linken war sie ungleich abgeschnitten, und verlängerte sich mit einem unregelmäſsig gebildeten Lappen an der Seite der Geschwulst hinauf. Der Durchmesser an der Grundfläche dieser Geschwulst, betrug von oben nach unten beinahe 3 Zoll, und in der Quere $3\frac{1}{2}$ Zoll. Wo sie von der gelblich, fast durchsichtigen Nabelscheide bedeckt war, bemerkte man deutlich die im Bruchsack enthaltene, dunkelroth bläulich durchscheinende Leber. Aufser diesem Bruch bemerkte man noch Auftreibung der Hautdecken im Nacken, und eine bedeutende zugespitzte Geschwulst am Scheitel, wodurch der Kopf stark verlängert erschien. Beim Durchschneiden dieser Kopfgeschwulst ergofs sich eine Menge schwarzen flüssigen Bluts, womit das lockere Zellgewebe der Haut angefüllt war. Nach tieferen Einschnitten bis auf die Knochen, wurde zwischen den obern Rändern der Scheitelbeine, die noch nicht ausgebildet, und nur durch eine breite Haut vereiniget waren, eine kleine Oeffnung wahrgenommen, wodurch das Blut aus dem unterliegenden *Sinus longitudinalis* hervorquoll. Unter den aufgetriebenen Nakkendecken fand man die Wirbelsäule vollkommen geschlossen, und sonst am übrigen Theil des Schädels und Gesichts keine Abnormität. Die Brust war flach, und verhältnifsmäfsig zum Unterleibe sehr kurz. Aufser diesen wurden äufserlich keine Mifsbildungen wahrgenommen; der Unterleib war von der Nabelgegend bis zum Schaambein vollkommen geschlossen; die Extremitäten erschienen vollständig gebildet, und waren mit ziemlich harten Nägeln versehen.

Aus der genauern Untersuchung des Bruchsacks ergab sich, dafs er in der *Linea alba* unter dem Schwertknorpel bis zum Nabel zwischen beiden *Musculis rectis*, die den Grund der Geschwulst umgaben, und breiter als gewöhnlich erschienen, vorgedrungen war. Auſser der durchsichtigen Nabelscheide trug zu seiner Bildung eine dünne Haut bei, die jene umkleidete, und wie ein weiter Sack die vorliegenden Eingeweide umgab. Dieser enthielt einen Theil der ungeheuer groſsen Leber, das Herz und die Milz. Die Milz, die den linken Theil des Sacks einnahm, war beträchtlich verlängert, und an ihren Rändern eingekerbt. Die Leber war durch einen Einschnitt in zwei Lappen getheilt, von denen der rundliche sehr dicke linke den gröſsten Theil des Bruchsacks ausfüllte, der rechte in die rechte Seite der Bauchhöhle sich bis zum *Os ileum* dieser Seite herab ausdehnte. Das Herz lag bei fehlendem Herzbeutel ganz frei in einer Vertiefung unter den falschen Rippen der rechten Seite. Es war fast birnförmig gestaltet, breit und abgerundet nach unten, schmäler nach oben, wo die groſsen Gefäſse abgehen. Der Magen und alle Därme lagen in der Bauchhöhle und gegen die linke Seite gedrängt. Der hinter der Milz in die Bauchhöhle zurückgedrängte Magen wurde in seiner Lage so verschoben angetroffen, daſs er mit seiner Axe fast perpendiculär stand, und der *Pylorus* in gerader Linie unter der *Cardia* lag. Sein gröſserer Bogen war gegen das linke, und sein kleinerer gegen das rechte Hypochondrium gerichtet. Der Blinddarm mit dem langen wurmförmigen Anhang lag über den Schaambeinen, von hier stieg der weite Darm in schräger Richtung zum linken Hypochondrium hinauf, und ging dort mit einer einfachen Krümmung in das absteigende *Colon* über. Die S förmige Krümmung war stark, und dieser Theil des Darmkanals vorzüglich mit vielem *Meconium* angefüllt. Am dünnen Darm wurde auf eine Strecke von ¾ Zoll eine bedeutende Erweiterung wahrgenommen.

Obgleich die äufsere Gestalt der Brust Bildungsfehler vermuthen liefs, so erschienen dennoch, nach Wegnahme der Hautdecken, keine besondere Mifsbildungen derselben; das Brustbein war wie gewöhnlich gebildet, und an jeder Seite mit den 7 Rippenknorpeln normal vereinigt. Der fleischige Theil des Zwerchfells war im ganzen Umfange vorhanden, dagegen fehlte der mittlere tendinöse Theil desselben ganz. Durch diesen Ausschnitt, an dessen Rande sich rundum eine Haut — Rudiment des Herzbeutels — befestigte, stiegen die gröfseren Gefäfse vom Herzen zur Brusthöhle hinauf. Aufser diesen von dieser Haut umhüllten Gefäfsen, enthielt die Brusthöhle noch die beträchtlich grofse Brustdrüse und die Lungen, welche an der linken Seite vollkommen gebildet waren. Von der rechten fand man aber nur ein in 3 Lappen getheiltes Rudiment, das hinter der *Aorta* lag, und mit dem linken Lungenflügel so innig vereinigt war, dafs es nur als ein Anhang desselben erschien.

Höchst merkwürdig ist ferner noch die Vertheilung der Gefäfse und die Herzbildung. Eine einfache Nabelarterie verläuft über den Bruchsack, und geht unter demselben zur Bauchhöhle; hier setzt sie ihren Lauf an der innern Fläche der Bauchdecken und an der rechten Seite der Blase zum Becken fort. Die

Nabelvene steigt aufwärts, und geht am oberen Rande der Leber unmittelbar in die *Vena cava inferior* über, wo sich diese als Vorhof zu erweitern anfängt.

Das Herz bestehet nur aus zwei Höhlen, nämlich aus einem rechts liegenden Vorhof, und aus einer einfachen birnförmig gestalteten Kammer. Beide hängen durch eine rundliche, mit Klappen versehene Oeffnung zusammen. Hinter den ziemlich kurzen Papillar-Muskeln, steigt aus dem Grunde der Herzkammerhöhle ein breiter Muskel auf, der $\frac{1}{3}$ des unteren Theils dieser Kammer in zwei Fächer scheidet. Der an der linken Seite der Kammern befindliche Vorhof nimmt alle Venenstämme auf, unten rechts die *Vena cava ascendens* mit der Nabelvene, oben mehr links die obere Hohlvene, die hier aus zwei Stämmen besteht, von denen der eine von der rechten, und der andere von der linken Seite des Kopfs und der Extremitäten das Blut zurückführt. Beide vereinigen sich kurz vor ihrem Uebergang in den Vorhof, öffnen sich hier aber mit zwei weit von einander geschiedenen Mündungen. Die enge Lungen-Blutader steigt hinter der Hohlvene herab, und geht an der hintern Wand unter der Oeffnung der rechten obern Hohlvene, sackförmig erweitert, in den Vorhof über. Die *Aorta* entsteht aus dem oberen zugespitzten Theil der Herzkammer, giebt hier die kaum eine Linie weite Lungen-Pulsader, steigt dann an der Wirbelsäule aufwärts, und bildet wie gewöhnlich gegen den zweiten Wirbelkörper ihren Bogen, aus dem rechts die *Arteria anonyma*, links die *Arteria carotis* und *subclavia sinistra* einzeln abgeht.

Die Entstehung dieser Mifsbildungen genügend zu deuten, ist gewifs eine der schwierigsten Aufgaben, denn die Erklärung, welche die herrschende Schule durch Zurückführung derselben auf die Analogie früherer Bildungen zu geben versucht, scheint uns sehr einseitig, und für die wissenschaftliche Forschung um so nachtheiliger, wenn man sie als Hemmungsbildung betrachtet, und sie in einer geringeren Energie der bildenden Kraft begründet hält. Eben so als die Modificationen des Thiertypus auf den verschiedenen Thierstufen, nur aus dem harmonischen Zusammenwirken aller zum Bildungsprocefs erforderlichen Momente sich befriedigend erklären lassen, eben so können auch nur die Mifsbildungen mit Berücksichtigung aller, den Bildungsprocefs bestimmenden Thätigkeiten richtig abgeleitet werden, und keine Mifsgeburt ist blos von der vermehrten, oder verminderten Wirksamkeit der bildenden Kraft abhängig. Dies geht deutlich aus folgendem hervor.

In den Mifsbildungen, in denen sich ein Stehenbleiben auf einer tieferen Bildungsstufe an einzelnen Theilen nachweisen läfst, findet man auch andere Organe mehr ausgebildet, und fast immer sind die ausgebildeten Theile mit der höheren Reife des ganzen Körpers gleichmäfsig in ihrem Wachsthum fortgeschritten.

Auch die Mifsgeburten, in denen ein niederer Bildungstypus auf einer höheren Bildungsstufe nachgeahmt erscheint, zeigen, dafs die Natur nach gleichen Gesetzen, und nach einem unveränderlichen Vorbilde, ihre mannigfaltigen Formen hervorzubringen bestrebt ist. Thierähnliche Bildungen fordern also die vollständige Wirksamkeit des Bildungsprocesses, denn sie erscheinen nur im Verhältnifs zur höhern Bildungsstufe, mithin nur zufällig, unvollkommener.

Aus diesem Grunde sind Mifsbildungen dieser Art von höchster Bedeutung für die Bildungsgeschichte überhaupt, indessen gewährt ihre Deutung als Hemmungsbildungen keinesweges die speciellen Bedingungen ihrer Erscheinung.

Obgleich nun in diesem Fall die offene Bauchhöhle und der Vorfall der Eingeweide, mit einer früheren Bildungsstufe des Fötus zwar analog ist, so ist doch auch unstreitig in der Lage und Bildung der Decken eine fortschreitende bildende Thätigkeit sichtbar, welche diese Mifsbildung von jener Fötus-Bildung auszeichnet. Die Eingeweide haben sich in die Bauchhöhle zurückgezogen, und die *Musculi recti* sind ausgebildeter, dicker und breiter als in der früheren Bildungsperiode des Fötus. Dies zeigt klar, dafs hier also diese Bildung nicht von einem durch verminderte Energie bedingten Stehenbleiben verursacht sey, denn hierbei würden Lage und Bildung dieser Theile, der früheren Bildungsstufe ganz gleich angetroffen werden müssen.

Wenn ich mich durch eigene Untersuchungen von der Beschaffenheit der Unterleibsdecken in der frühesten Bildungsperiode zwar nicht überzeugt habe, so glaube ich doch, was sorgfältige Untersuchungen lehren, und will es daher auch nicht in Zweifel ziehen, dafs der Unterleib, wie angenommen wird, nicht geschlossen sey; indessen wird auch dann, um die Entstehung dieser Mifsbildungen zu erklären, gezeigt werden müssen, aus welchen Ursachen die Schlieſsung dieser Decken nicht erfolgt.

Schon Lassus *) vermuthete, daſs vermehrte Gröſse der Leber zu Nabelbrüchen Anlaſs geben könnte, indem dadurch die Fasern der Bauchmuskeln auseinandergedrängt, und die weiſse Linie zerrissen werden könne. Wenn wir gleich nicht zugestehen dürfen, daſs die Leber so mechanisch auf die Bauchdecken einwirke, so ist doch nicht zu läugnen, daſs sie bei abnormaler Gröſse und Lage die Schlieſsung der Bauchdecken hindern, und daſs sie für diese weichen Decken eben die Wirkung haben könne, als die Eingeweide bei einem angebornen Leistenbruch auf die Scheidenhäute **). Für unsere Meinung spricht in diesem Fall vorzüglich die Bildung der Haut, die an der rechten Seite weggedrängt, und scharf begrenzt den Grund der Geschwulst umfaſst, hingegen an der linken Seite, wo sie weniger Widerstand fand, sich an der Seite des Bruchsacks verlängerte.

Daſs die Bildung der äuſseren Decken von den primär gebildeten Organen abhängig sey, erweisen schon die unvollkommenen Schädeldecken beim Wasserkopf, und eben so klar zeugt dafür in diesem Fall der fehlende Herzbeutel und die mangelhafte Bildung des Zwerchfells, welches nur so weit geöffnet ist, als zum Durchgange der gröſseren Gefäſse erforderlich war.

*) Meckel pathol. Anatomie. S. 133.

**) Doch wird sich hieraus eben so wenig als aus Lassus Vermuthung folgern lassen, daſs die Leber bei Nabelbrüchen immer eine ungewöhnliche Gröſse haben müsse; denn es können auch andere vorgefallene Theile, z. B. der Darmkanal, eben dieselbe Wirkung hervorbringen.

Was die höchst seltene Abnormität des Herzens anlangt, so ist diese um so merkwürdiger und wichtiger, als sie bei ihrer grofsen Aehnlichkeit mit der Bildung dieses Organs auf den niederen Thierstufen, das Streben nach dem höhern Typus, in der Bildung eines Rudiments der Kammerscheidewand, in dem Abgang der *Art. pulmonalis*, und in der Vertheilung der Stämme aus der *Aorta* erkennen läfst. Es gilt daher auch hier, was schon vorhin von der Analogie der Thierformen, in Beziehung auf die Deutung der Entstehung der Mifsbildungen gesagt ist. Doch möchte diese Tendenz des Bildungstriebes nach einer vollkommnern Form, mehr wie jene Thierähnlichkeit als Beweis dienen können, dafs diese Mifsbildung in einer mangelhaften Ausbildung der einzelnen Theile dieses Organs begründet, und durch Zurückbleiben des Productions-Processes auf einer früheren Bildungsstufe des Fötus entstanden sey, falls man eine gleiche Bildung in irgend einer frühern Lebens-Periode des Fötus nachweisen könnte. Je mehr Schwierigkeit aber den Untersuchungen des menschlichen Embryos aus dieser Periode wegen der Kleinheit und Weichheit des Objects entgegensteht, und je leichter sie zu Irrungen veranlassen können, wenn sie mit Befangenheit unternommen werden, desto weniger darf man den auf diesen Argumenten beruhenden Schlüssen unbedingt Glauben schenken, sondern mufs sich vielmehr an Thatsachen halten, die klarer vor Augen liegen.

Wenn wir in dieser Mifsbildung selbst die Lage und Form der einzelnen Theile genau betrachten, so geht hieraus hervor, dafs zwar fast alle zum Herzbau des Menschen gehörige

Theile vorhanden sind, jedoch nur in der Art, dafs, wenn sie vollständig ausgewachsen wären, solche nie zu der Vollkommenheit gelangt seyn würden, welche bei vollständiger normaler Herzbildung des Menschen erreicht werden soll. Die Herzkammer liegt hier rechts, der Vorhof links, die Oeffnung zwischen beiden befindet sich mehr gegen die Mitte an der linken Seite der Kammer, und ist übrigens im Umfange mit kurzen Klappen versehen, die an ziemlich langen Warzenmuskeln befestigt werden. Hinter diesen Muskeln ragt aus dem unteren Theil das Rudiment der Scheidewand hervor, die, falls sie in der Richtung, worin sie angetroffen wird, verlängert worden wäre, sich gegen die rechte ungeöffnete Wand des weiten Vorhofs angeschlossen haben würde, mithin eben so wenig die Oeffnung der hoch oben abgehenden *Art. pulmonalis* erreicht, noch die Oeffnung des Vorhofs von dem *Aorten*-Ventrikel abgeschieden haben würde. Es ist hier folglich nicht blofs eine mangelhafte Bildung, sondern auch eine Anomalie der Lage der Theile vorhanden. Diese fast umgekehrte Lage der angedeuteten Kammern ist unstreitig von höchster Wichtigkeit für die Deutung der Entstehung dieser Abnormität, in sofern sie überzeugend erweist, dafs die Erklärung ihrer Entstehung aus verminderter Energie der Bildungskraft unstatthaft, und dafs der Grund dafür nur in der genaueren Erforschung der Bildungsgesetze überhaupt aufzufinden sey.

Obgleich nun die Erscheinungen in diesem einzelnen Fall wenige Thatsachen zu einer solchen befriedigenden Erklärung darbieten, und nur ahnen lassen, was künftig von der fortschreitenden wissenschaftlichen Thätigkeit in diesem Gebiete zu leisten seyn dürfte, so ist es doch auch nicht ganz ohne Bedeutung, ein für die gesammte Bildung so höchst wichtiges Organ als das Herz, aus seiner normalen Lage entrückt zu finden. Es wird dies um so beachtenswerther für die Erklärung solcher Mifsbildungen, da die pathologische Anatomie viele Fälle anführt, in denen bei regelwidriger Stellung der Organe auch mangelhafte Bildung derselben angetroffen wird *). Nicht unwahrscheinlich ist es daher, dafs man vorzüglich der ersten Ansetzung der Formationspunkte der einzelnen Hauptorgane einen bedeutenden Einflufs auf diese Bildung zuschreiben müsse, denn es ist wohl denkbar, dafs wenn durch regelwidrige Anlage dieser Organe im Keim die normalen Dimensions-Verhältnisse gestört werden, auch mangelhafte Bildung folge.

Endlich ist es in diesem Fall besonders aller Aufmerksamkeit werth, dafs bei der höchsten Abweichung des Hauptorgans für den Umtrieb des Nahrungsstoffs, die Bildung im allgemeinen zu diesem Grad der Vollkommenheit gelangen könnte, woraus mit Wahrscheinlichkeit gefolgert werden kann, dafs eine höhere Thätigkeit die Form und Gestalt der organischen Theile bedingt, und diese von einem höheren System, höchstwahrscheinlich von der sensiblen Sphäre, ausgeht.

---

*) Vergl. Meckels pathol. Anatomie 2. Bd. S. 132. 1. Bd. S. 416. Auch in der von Wilson beobachteten, ganz ähnlichen Abnormität, lag das Herz, wie in diesem Fall, in der Oberbauchgegend auf der Leber. Meckel a. a. O. 1. Bd. S. 423.

Anmerkung zu der Abhandlung über die Sinnesorgane. S. 6.

Wenn vielleicht mehrere Naturforscher die in dieser Abhandlung enthaltene Deutung des Gehirns der wirbellosen Thiere, ungeachtet der angegebenen Gründe, in Zweifel ziehen möchten, so kann ich nicht unterlassen, hier nachträglich dafür einen noch mehr entscheidenden Beweis, der aus einer erst nach dem Abdruck dieser Blätter gemachten Entdeckung hervorgeht, anzuführen.

Ich habe nämlich gefunden, dafs bei den niederen Wirbelthieren, in denen sich bereits eine Centralmasse für die Sinnesnerven — Gehirn — entwickelt hat, auch noch die ursprüngliche Central-Nervenmasse, wie sie in den wirbellosen Thieren vorkommt, in der Art bestehet, dafs sie hier weniger zu verkennen ist als in den höheren Thiergeschlechtern, wo diese Urnervenmasse, bei zunehmender Centricität, mit expandirteren Ringen erscheint — Carus Nervensystem S. 92.

In den Fischen, wo sich diese Nervenmasse am deutlichsten darstellt, ist auch ihre Entwickelung aus dem Sympathicus und dem fünften Nervenpaar am klarsten zu erweisen; da, indem der in der Schädelhöhle verlaufende Sympathicus in die Anschwellungen des fünften Nerven übergeht und durch Querfaden verbunden wird, ein der Urnervenmasse ganz analoger Ring entsteht, dessen breite Seitencorden hinten und vorne durch schmälere Commissuren vereinigt werden.

Vorzüglich deutlich erscheint dieser Ring an der Plötze (*Cyprinus Erythrophthalmus*) beim Aufbrechen der Schädelhöhle von unten. Der Sympathicus tritt durch den Basilartheil des Hinterhauptknochens in die Schädelhöhle, läuft hier, nachdem er sich mit dem *Vagus* verbunden hat, unter dem Hörnerven fort und geht dann in die Anschwellungen des fünften Nerven über. Die wulstigen fast halbmondförmigen Anschwellungen dieses Nerven werden hinten durch eine schmale Markcommissur mit einander verbunden; vorne laufen sie in zwei dünne Nerven aus, welche von beiden Seiten über dem Basilarknochen zusammenkommen und dann auf diesem zu der Lippenhaut fortgehen. Dieser auf diese Weise entstehende Ring liegt an der Hirnbasis und umgiebt die großen grauen Hügel und den Hirnanhang, was um so merkwürdiger ist, da Herr Carus — a. a. O. S. 184 — in den Schlangen Fädchen vom Sympathicus zu dem Hirnanhang verfolgt hat.

Wenn zwar bei einigen wirbellosen Thieren diese Nervenmasse in einer anderen Gestalt, nämlich als einfaches Ganglion, erscheint, wie z. B. im Krebse, so ist diese Bildung wohl nur daraus zu erklären, weil die hier vom Bauche aufsteigenden knotigen Nervenstränge, die unstreitig als Sympathicus zu betrachten sind, so nahe an einander liegen, daſs sie bei Entwickelung ihrer oberen gröſseren Anschwellungen in ein einzelnes Kopfganglion zusammenflieſsen müssen. Es wird also auch hier diese Nervenmasse aus eben den Theilen zusammengesetzt wie jener Ring, und nur wegen ihrer höhern Centricität verändert sich die äuſsere Form derselben.

Da die Beendigung des Drucks dieser Blätter mir eine ausführlichere Darstellung der Entwickelung dieser Nervenmasse nicht verstattet, und sich jeder Zootom durch eigene Untersuchung von der Bildung derselben leicht überzeugen kann; so muſs es genügen, für jetzt, dem Zwecke gemäſs, auf diesen für die vergleichende Anatomie so wichtigen Gegenstand aufmerksam gemacht zu haben.

Erklärung der Steintafeln.

Tafel I.

Fig. 1. Schlundkopf, in Verbindung mit den Armen vom Dintenfisch (*Sepia officinalis*); der Kranz der Arme, und die Haut, die den Schlundkopf umfaſst, ist durchschnitten, und so zurückgelegt, daſs der Schlundkopf zur Ansicht kommt.

1. Die Lippenhaut, wovon das äuſsere Blatt *a* sich mit dem Kranz der Arme, das innere *b* mit der Fleischmasse des Schlundkopfes verbindet.
2. Der fleischige Schlundkopf mit seinen Muskeln *ccc* die vom Kranz der Arme heraufsteigen. Die beiden untern stärkeren Muskeln sind auseinander gezogen, damit das Nervenganglion und die Speiseröhre sichtbar werde.
3. Nervenknoten des Schlundkopfs *d e* lange Fädchen desselben, die sich mit dem Kopfganglion verbinden, *f g* kurze Aeste, die zu den innern Theilen des Schlundkopfes gehen.
4. Speiseröhre.

Fig. 2. Der fleischige Schlundkopf von unten geöffnet. Die Hornkiefer sind weggenommen.

1. Die Fleischmasse, an der der obere Hornkiefer befestigt wird.
2. Die dicke Fleischdecke für die untern Hornkiefer. Sie ist in der Mitte durchschnitten und ihre Lappen sind zurückgelegt, so daſs man die Höhle des Mauls übersieht.
3. Fleischbündel, der sich an die innere Fläche des untern Hornkiefers ansetzt.
4. Der am Grunde dieser Höhle hervorragende Fleischzapfen — Zunge nach Cuvier — *a* Hornplatte desselben, *b* Schlundlippen.

Fig. 3. Der fleischige Schlundkopf, perpendiculär durchschnitten.

1. Die Durchschnittsfläche der Lippe.
2. Die Durchschnittsfläche der Fleischmasse des obern Hornkiefers.
3. Die Fleischdecke für den untern Hornkiefer.

4. Fleischbündel, der sich an die innere Fläche desselben ansetzt.
5. Schlundlippe.
6. Tiefe Rinne, die zur Oeffnung der Speiseröhre führt.
7. Der Fleischzapfen *a* die Hornlamelle *b* die dünne Haut, die ihn als weiter Sack umkleidet. Sie ist aufgeschnitten und zurückgelegt, doch sieht man ihren Zusammenhang mit der Hornlamelle *α β*.

Fig. 4. Der Fleischzapfen innerhalb des Schlundkopfes so entfaltet, dafs man die Gestalt der innern Theile deutlich wahrnimmt.

2. 3 4. 5. 6. wie in der vorigen Figur.
7. Die Haut die den innern Theil des Fleischzapfen umgiebt.
8. Die Hornlamelle, *a* das breite mit Zähnchen versehene Blatt derselben, *b* der lange Fortsatz derselben, *c* die sich daran befestigenden Muskeln.
9. Die dicke fleischige Schale oder das Geruchsorgan.
10. Schlundkopfnervenganglion.
11. *Oesophagus.*

Tafel II.

Fig. 1. Der hintere Theil des Auges der Riesenschildkröte (*Testudo Midas*) *a b* Muskeln der Nickhaut, *c* Sehnerve von einem Muskel umhüllt, *d* Hardersche Drüse.

Fig. 2 Der hintere Theil des Auges einer grofsen Eule. (*Strix Bubo*) *a a a* die innere hornartige Lamelle der *Sclerotica*, welche den hinteren Abschnitt des Auges bildet, *b b* Kanäle für die grofsern Blutgefäfse, *c c* flache Knochenstücke dieser Lamelle, welche man bei sehr alten Thieren findet, *d* Loch zum Durchgang des Sehnerven.

Fig. 3. Die *Sclerotica* desselben Thieres von der Seite, *a a* die äufsere weiche Haut, welche aus dichtem Zellgewebe besteht, *b* die knöcherne Rolle für die Sehne der Nickhautmuskeln, *c* die innere Hornlamelle des hintern Abschnitts, *d* Knochenstücke desselben.

Tafel III.

Fig. 1. Kopf vom Wels (*Silurus glanis*).

I. Der Sehnerve.

II. Der fünfte Nerve (*n. trigeminus*).

1. Der obere Ast, welcher sich in drei Zweige theilt.
   - *a* Der obere Zweig dieses Astes, der sich in den vorderen Theil der Kopfhaut ausbreitet.
   - *b* Der mittlere Zweig, der zur Haut um die Nasengrube hingeht.
   - *c* Der untere Zweig, der sich in der Haut der Oberlippe verästelt.
2. Der mittlere Hauptast.

a Der obere Zweig desselben, der zwischen den Muskeln des *cirrus* zum vordern Theil der Haut des Gaumens verlauft.
b Der mittlere Zweig, der die Sehne des Muskels *A* durchbohrt, und dann unter der Haut des *cirri* bis zur Spitze desselben fortgeht.
c Der untere gröfsere Zweig der mit einigen Zweigen *α* zum hintern Theil der Gaumenhaut, mit andern *β* zur Haut des Unterkiefers gelangt.

3. Der untere Hauptast.
a Zweige desselben, die zur Kiemenhaut abgehen.
b Unterkieferzweige.
A Der untere anziehende Muskel des *cirri*, der sich mit seiner gespaltenen Sehne an den cylindrischen Gelenkknochen *a* ansetzt und von dem scheibenförmigen Stücke der Unteraugenhöhlenknochen entsteht.
B Der obere anziehende Muskel, der vor dem Sehnervenloche von dem Grundbein entsteht, und sich an den hintern Rand des breiten Gelenkknochens ansetzt.

Fig. 2. Die Gelenkknochen des *cirri*, mit den daran befestigten Muskeln.
A Der anziehende Muskel.
B Der abziehende Muskel.
a Das vordere cylindrische Knochenstück.
b Das hintere breitere Gelenkstück.
c Der Nervenzweig des *cirri*.

Tafel IV.

Fig. 1. Brustkehlkopf (*Larynx bronchialis*) mit den unteren Luftrohrenringen von einer jungen Eis-Ente von vorne. *a a* die unteren Ringe der Luftröhre, *b* die Erweiterung des Kehlkopfes der rechten Seite, *c* die linke gröfsere Erweiterung desselben, *d* die aufsere Wand desselben, welche hier gröfstentheils von Haut gebildet ist.

Fig. 2. Der Brustkehlkopf einer alten Eis-Ente von der Seite, *d* die äufsere Wand der linken Erweiterung, die hier verknochert ist. Die übrigen Zeichen wie in der vorigen Figur.

Fig. 3. Brustkehlkopf der Berg-Ente (*A. marila*) von vorne. *a* die rechte, *b* die linke Erweiterung; *d* der häutige Theil derselben.

Fig. 4. Derselbe Kehlkopf von der linken Seite, *a b e* die einzelnen unteren bogenförmig ausgebreiteten Ringe, *d* die Haut, welche die Zwischenräume schliefst.

Fig. 5. Brustkehlkopf von einem alten Säger (*Mergus serrator*) *a* die rechte, *b* die linke Erweiterung, *c c* der häutige Theil derselben *A* ein Theil der erweiterten Luftrohre, an dem man vollständig verknöcherte Ringe bemerkt.

Fig. 6. Brustkehlkopf von einem jungen Säger (*M. serrator*) an welchem die einzelnen Ringe, aus denen er gebildet wird, deutlich erscheinen, *a* die rechte, *b* die linke Erweiterung, *B* ein Theil der Erweiterung der Luftröhre von vorne, *a a a* der häutige knorplige Theil, *b b b* die Knochenpuncte für die Ringe, welche gerade in der Mitte des vordern Theils dieser knorpligen Röhre liegen.

Tafel V.

Fig. 1. Darmkanal des Schwertfisches im Zusammenhange mit der Schwimmblase und der Milz.

A A Der Magen, welcher der Länge nach aufgeschnitten ist.

B B Der enge Darm.

C Der Mastdarm.

D D Blinddarme, *a* Anhang des rechten Blinddarms, *b* Kanal zwischen dem Blinddarm und Mastdarm.

E Der von den Pförtneranhängen gebildete ovale Körper, *c* die dicke äufsere Haut dieses Theils, *d* Hauptäste und Zweige der Pförtneranhänge (*appendices pyloricae*) wie sie nach Wegnahme der umhüllenden Haut erscheinen.

F Milz.

G Schwimmblase.

Fig. 2. Der untere Theil des engen Darms mit einem Theil des Mastdarms aufgeschnitten.

1. Der enge Darm, 2. Mastdarm, 3. Klappe, 4. sackförmige Erweiterung des Mastdarms.

Fig. 3. Die innere Fläche des aufgeschnittenen Blinddarms der rechten Seite.

1. Fettzotten, 2. Anhang, 3. Kanal desselben, 4. Ende des Kanals, der die Wand des Blinddarms durchbohrt.

Tafel VI.

Fig. 1. Ein Kiemenblatt vom Schwertfisch.

Fig. 2. Durchschnittsfläche desselben.

Fig. 3. Ein Stück dieses Kiemenblatts stark vergröfsert, *a a* die länglichten Löcher, wodurch das Wasser zu den inneren Gefäfszweigen der Kieme gelangt, *b b* der gegitterte kalkartige Ueberzug der Kieme.

Tafel VII.

Fig. 1. Der Darmkanal der Seeratze umgekehrt, so dafs die innere Fläche zur Ansicht kommt, 1. Der obere Schlundtheil, 2. der mittlere Theil, 3 die breite Spiralklappe.

Fig. 2. Die weiblichen Geschlechtstheile desselben Thiers, die Scheide nebst der Mutter der rechten Seite ist geöffnet.

1. Aeufsere Oeffnung der Scheide, 2. die geöffnete Scheide, 3. *Orificium uteri*, 4. die geöffnete Mutter, 5. 5. Trompeten, 6. Eyerstöcke.

Tafel VIII.

Fig. 1. Innere Fläche des Mastdarms von einem an der Ruhr Verstorbenen, *a* eine von dem Hauptüberzug entblöfste gröfsere Stelle, *b* kleinere geröthete Vertiefungen, die von einem dicken Ring des ausgeschwitzten grünlich weifsen Lympfstoffs umgeben sind. In der frühern Periode der Krankheit erschienen diese als kleine rundlich hervorragende Papillen *c*.

Fig. 2. Durchschnittsfläche der verdickten Häute dieses Darmstücks, *a* äufsere Haut, *b* Faserhaut, *c Tunic. nervea*, *d* Schleimhaut.

Fig. 3. Zusammenschnürung des Krummdarms durch einen Knoten, *A* Anfang des Krummdarms, *B* Ende desselben, *C* Blinddarm, *D Mesenterium*, *E* Spalte desselben, *a b* die durch diese spaltenartige Theilung des *Mesenterium* vorgefallenen Stücke des Krummdarms.

Tafel IX.

Fig. 1. Der hintere untere Theil des Kopfes von einem Menschen, der an einer *Luxatio spontanea* der ersten Halswirbel starb, 1. der erste Halswirbel, *a* die untere Gelenkfläche desselben, 2. der zweite Halswirbel, dessen obere Gelenkfläche ganz nach hinten geschoben ist, 3. der grofse gerade hintere Kopfmuskel, 4. der untere schräge Kopfmuskel, 5. der obere schräge Kopfmuskel. Alle diese Muskeln erscheinen sehr stark ausgedehnt.

Fig. 2. Der zweite und dritte Halswirbel, 1. der zweite Wirbel, 2. der Zahnfortsatz desselben, 3. der dritte Wirbel.

Fig. 3. Eben diese Wirbel von der Seite, 1. der zweite Wirbel, 2. der Zahnfortsatz, 3. der dritte Wirbel.

Fig. 3

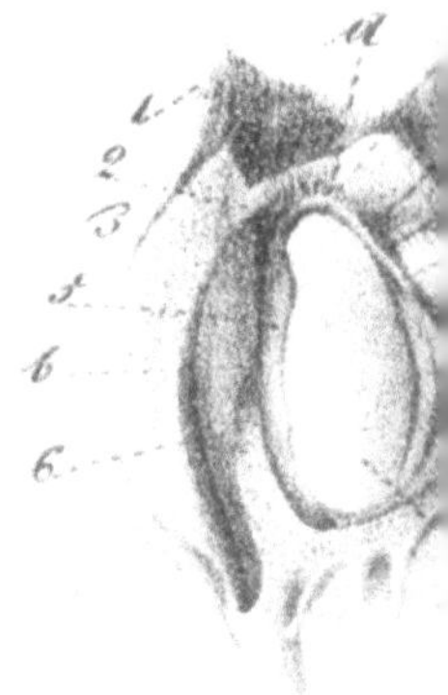

Fig. 2.

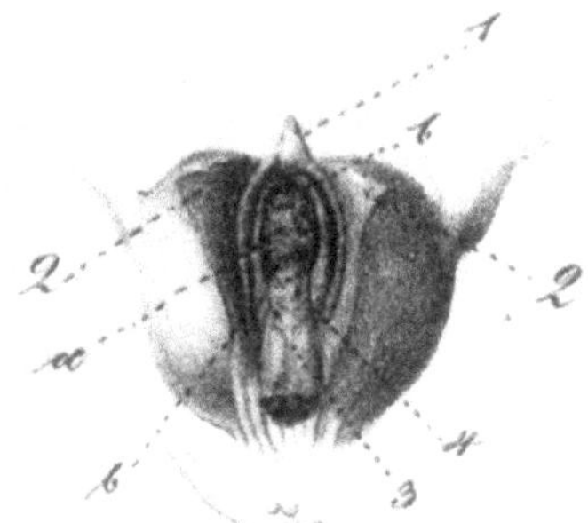

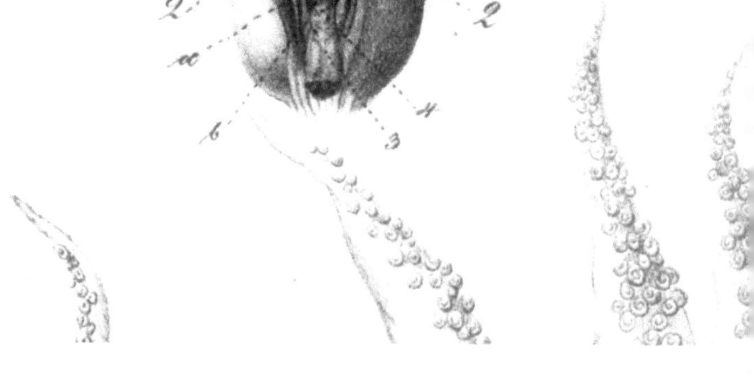

Tab: I.

Fig. 4.

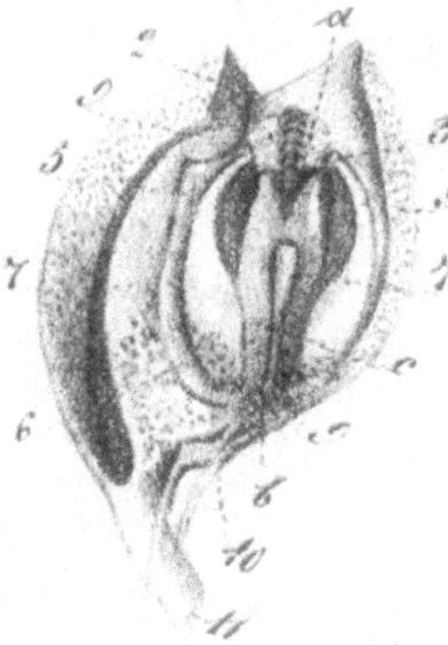

g. 1.

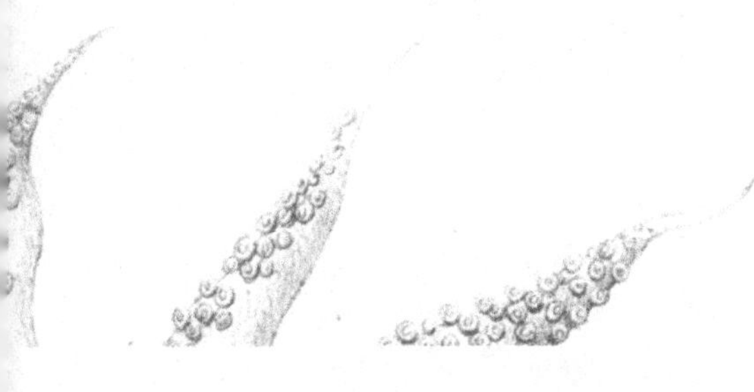

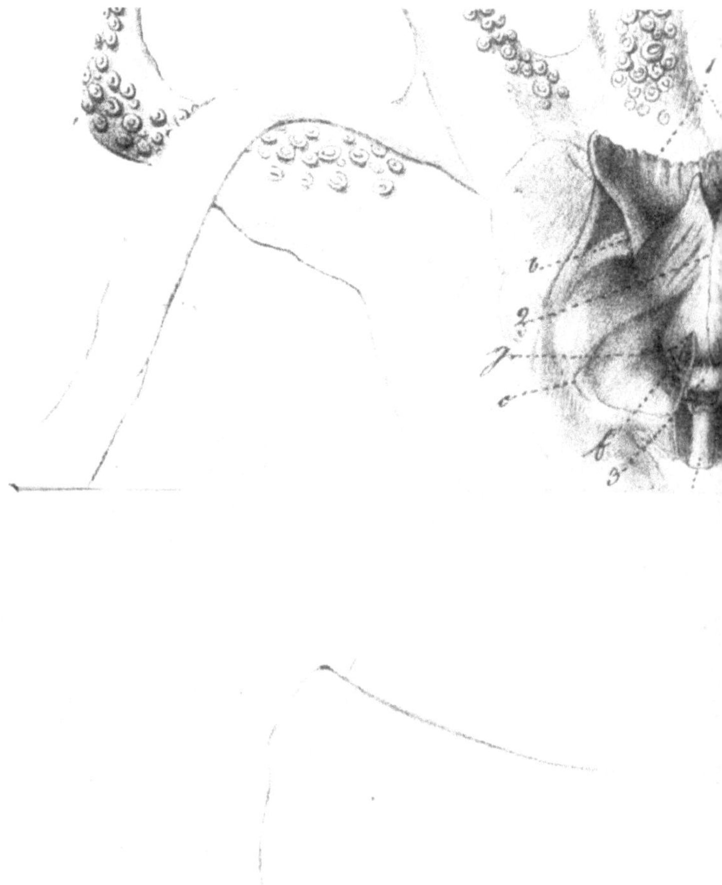

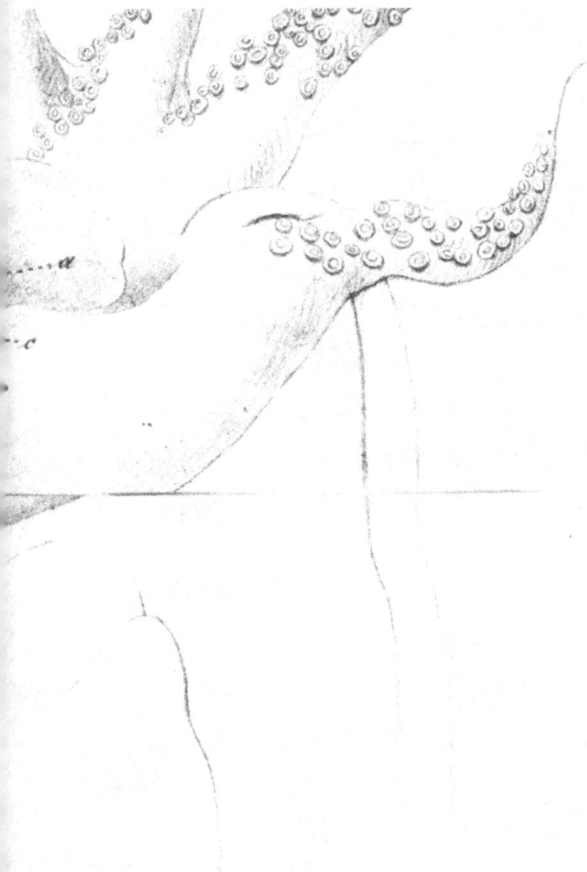
a
c

Fig. 2.

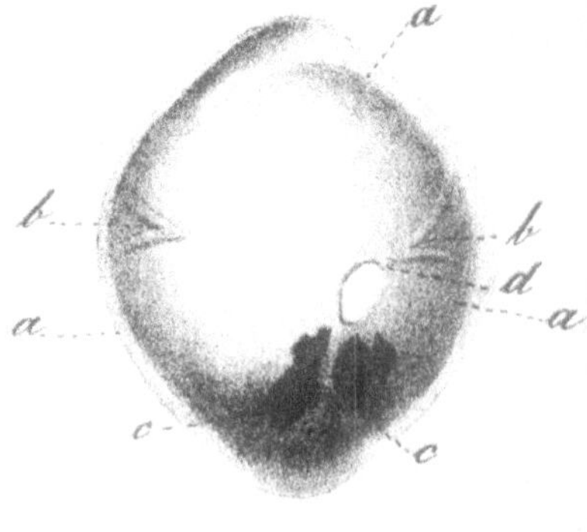

Tab: II.

Fig. 1.

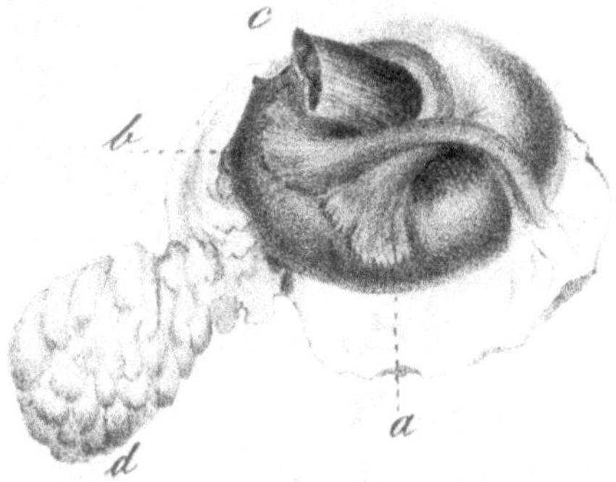

Fig. 3.

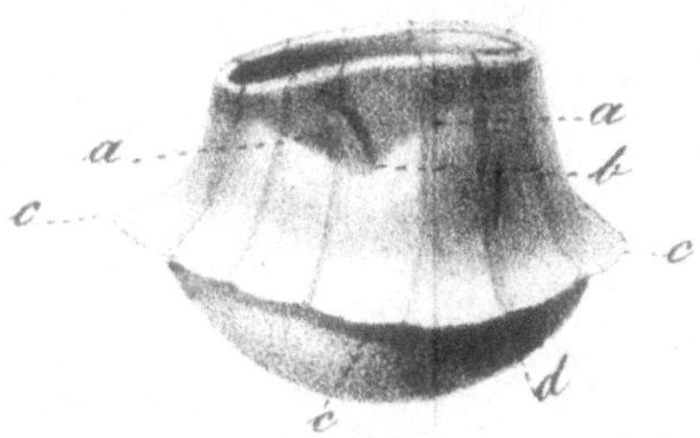

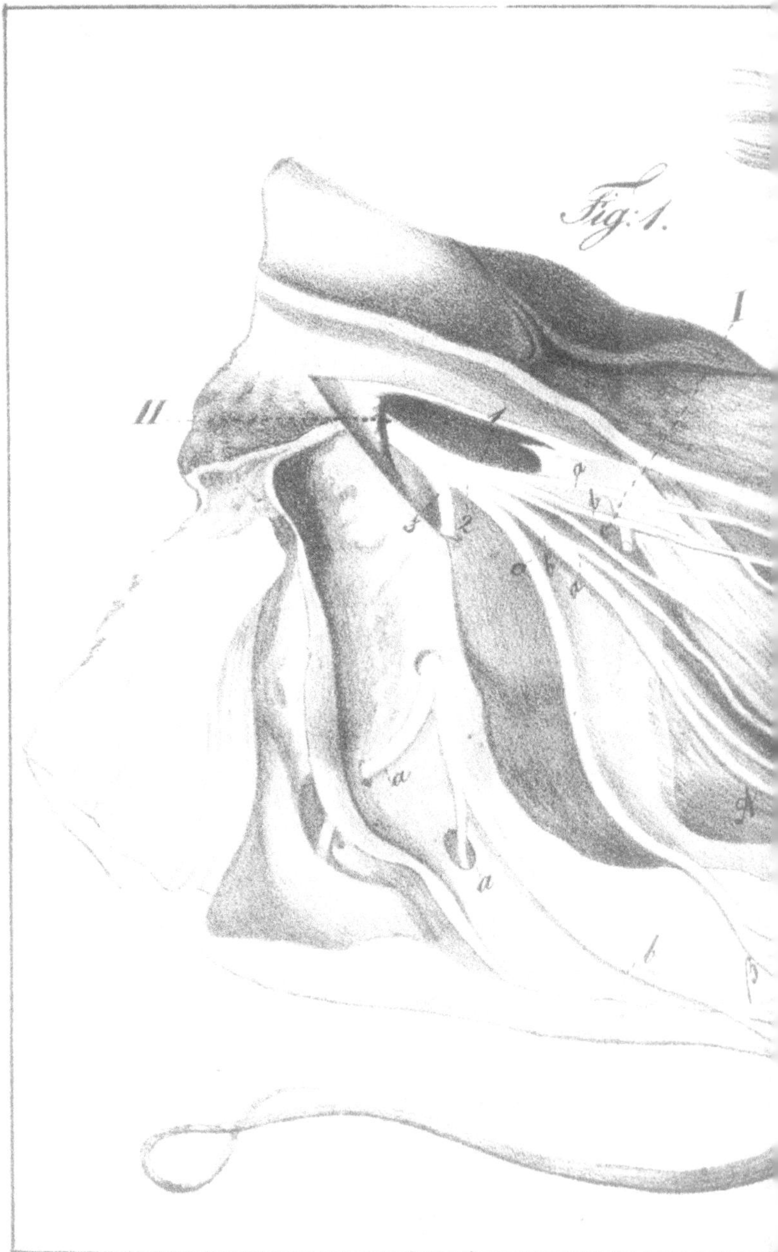

Fig. 1.
I
II

Tab: III.

Fig: 2.

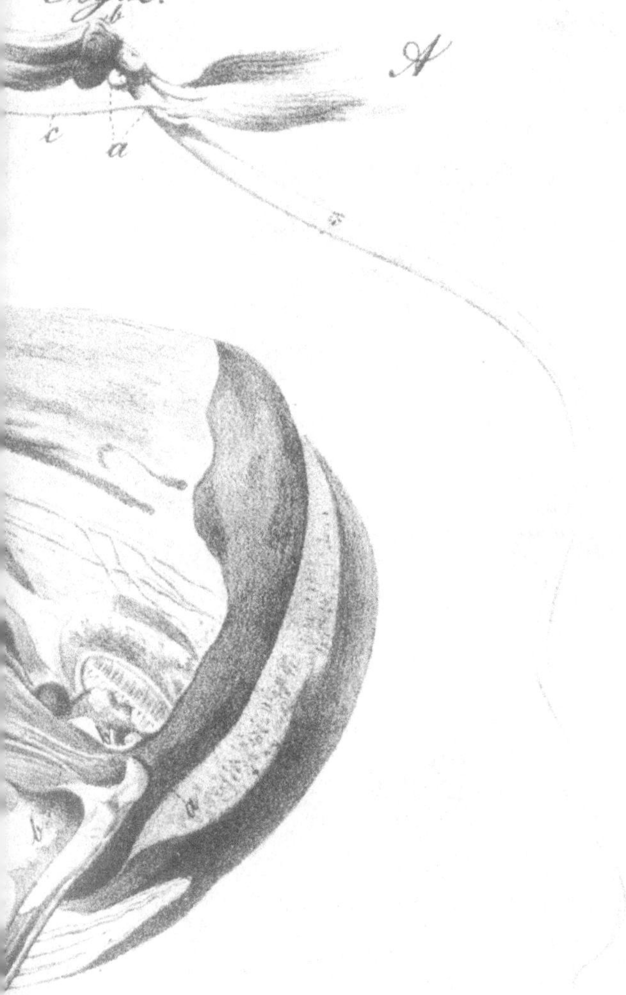

Fig. 1.

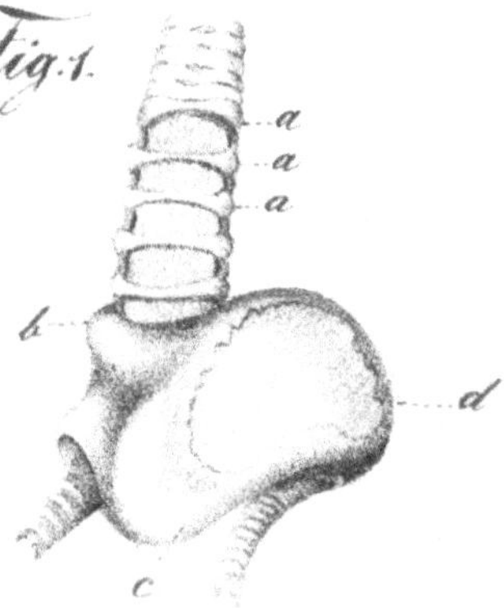

Fig 2.

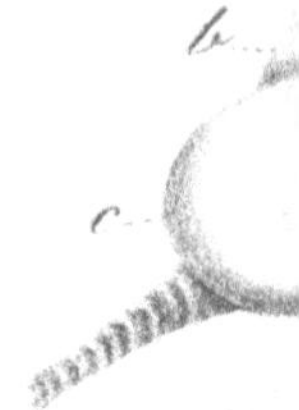

Fig. 4.

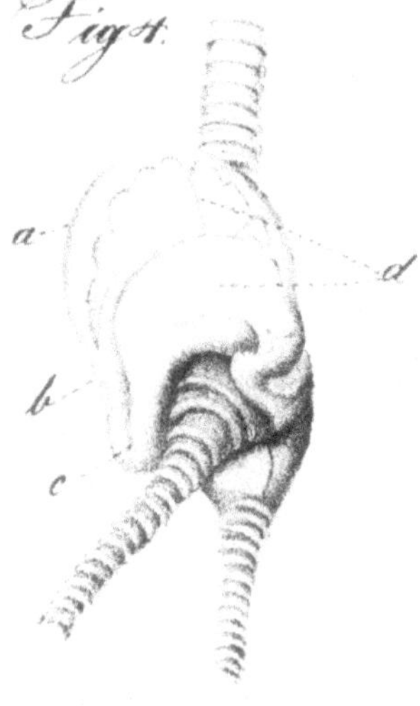

A.

Fig. 5.

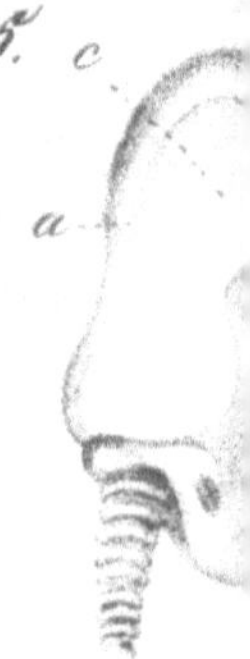

Tab: IV.

Fig. 3.

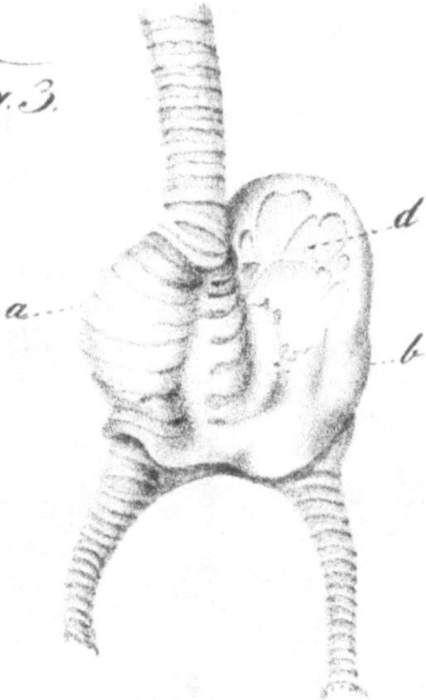

B.

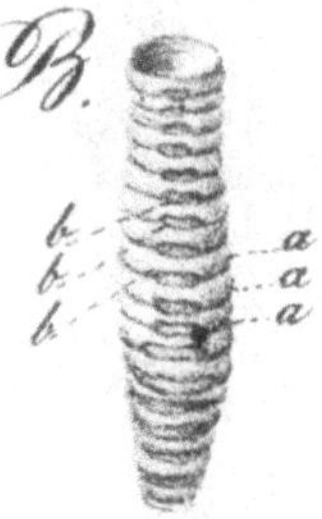

Fig. 6.

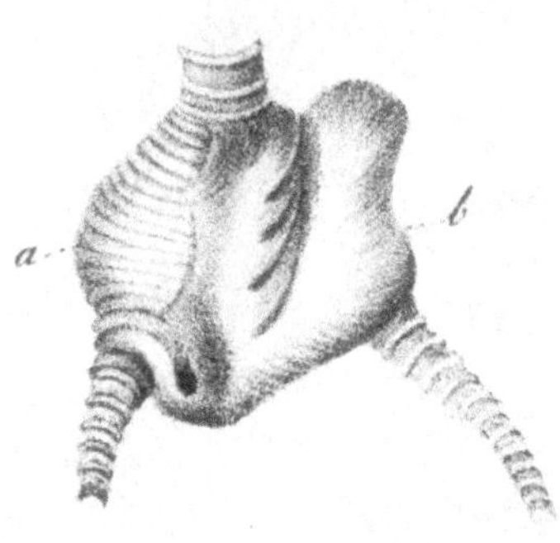

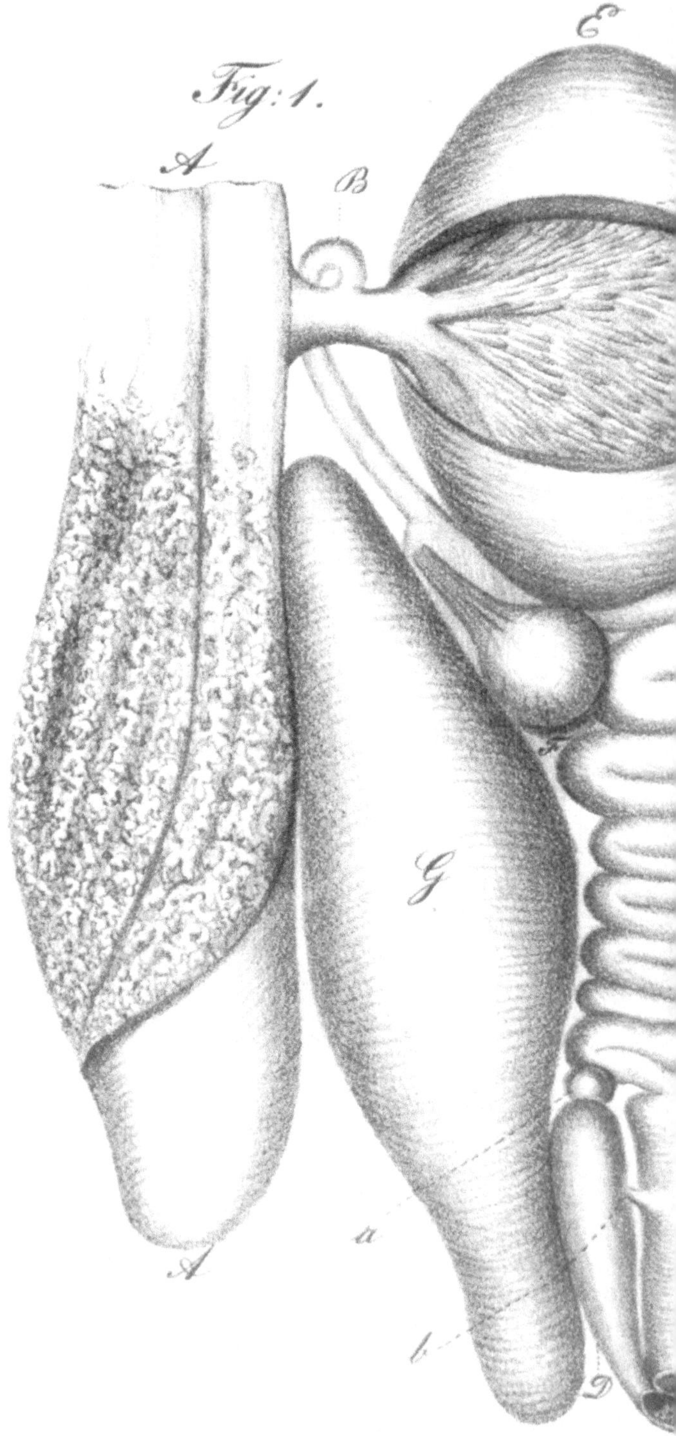

Fig:1.

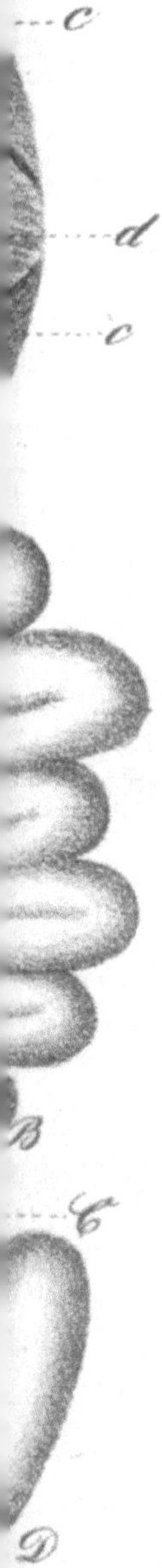

Fig: 2.

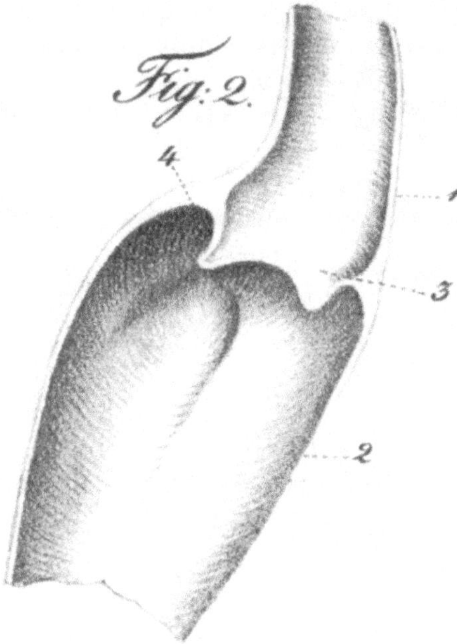

Fig: 3.

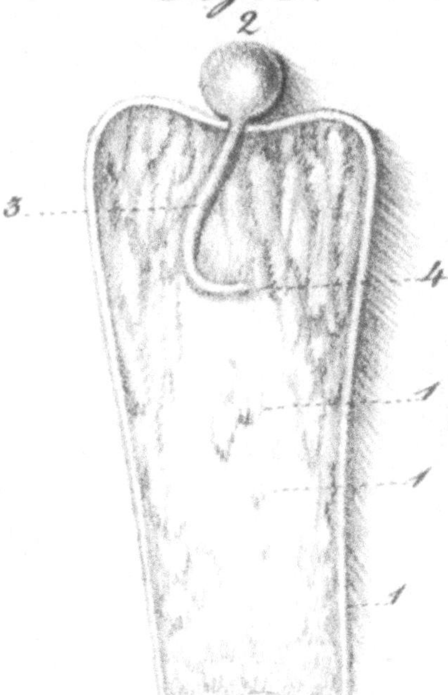

Fig. 1.

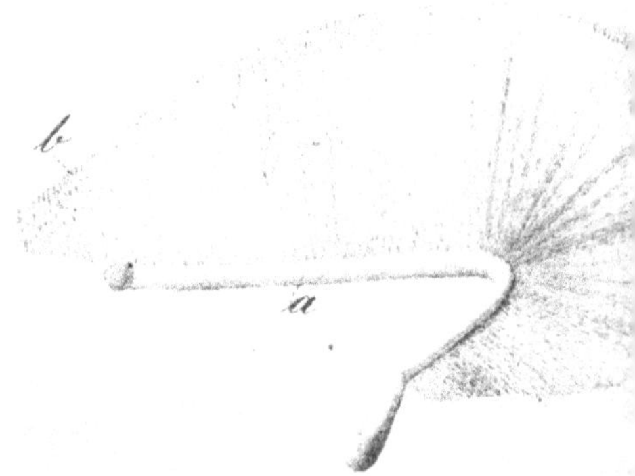

Tab. 17.

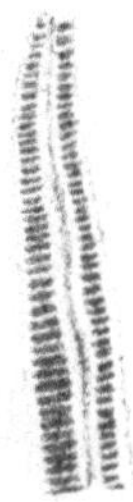

Fig. 2.

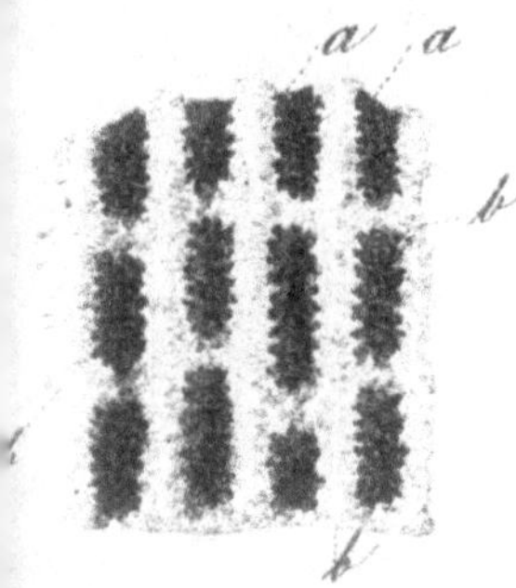

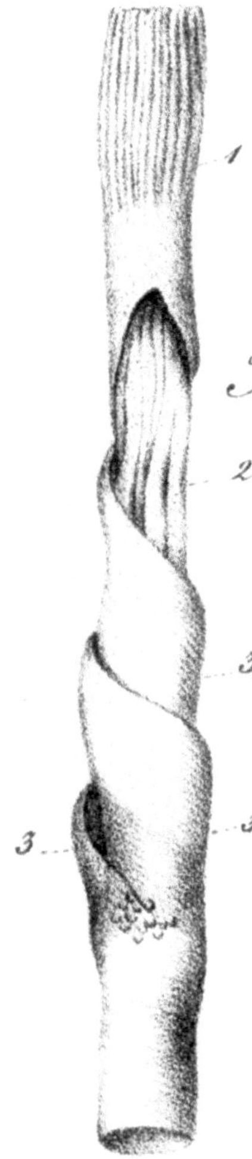

Fig:1.

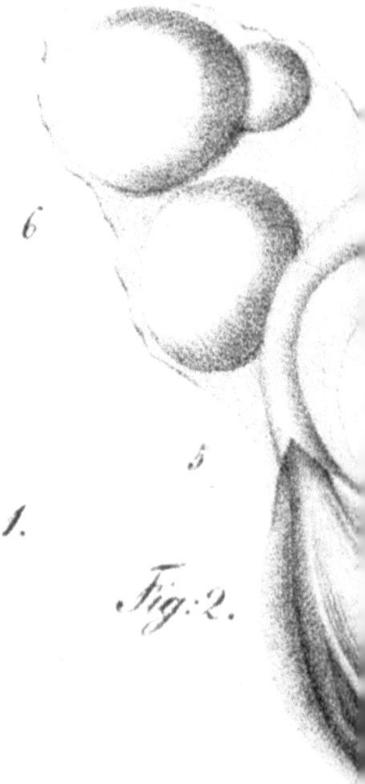

Fig:2.

Tab: VII.

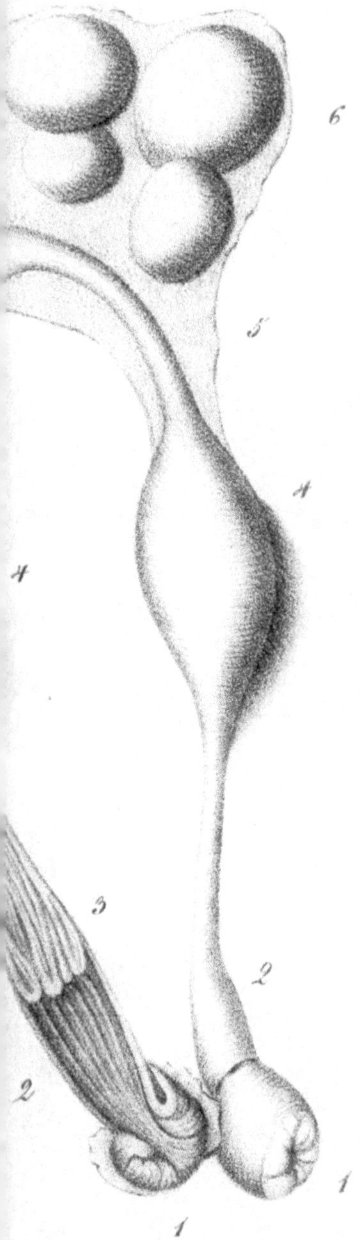

Tab: VIII.

Fig. 3.

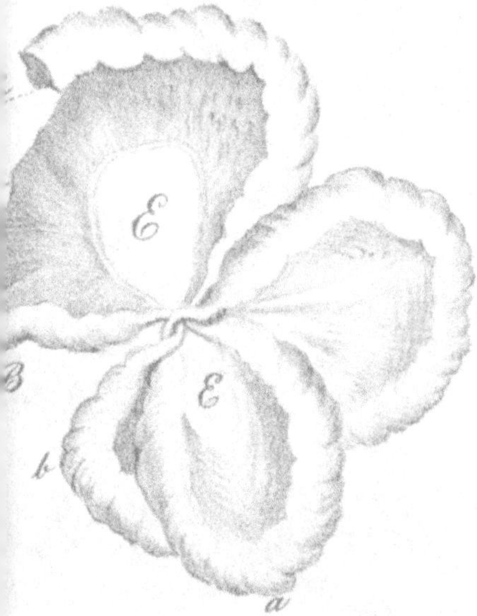

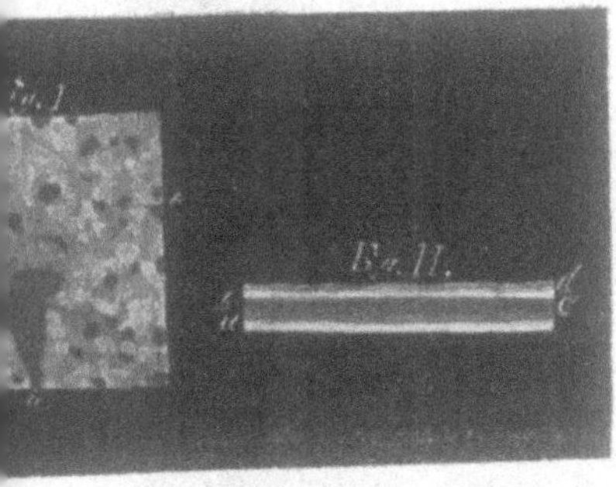

Fig. 1.

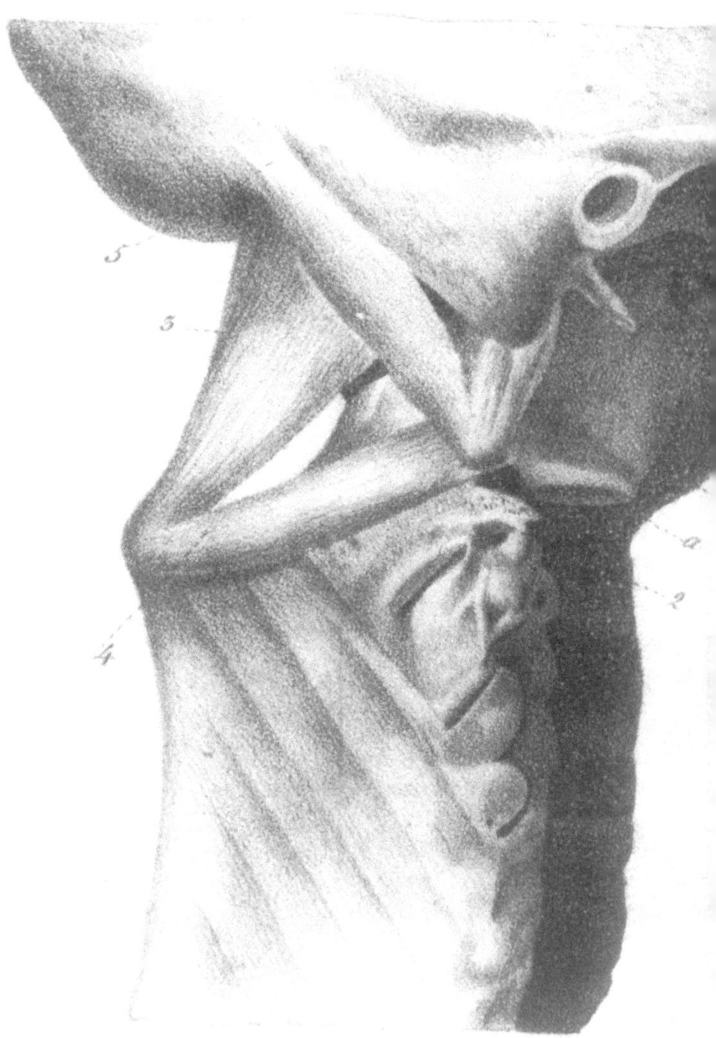

Tab. IX.

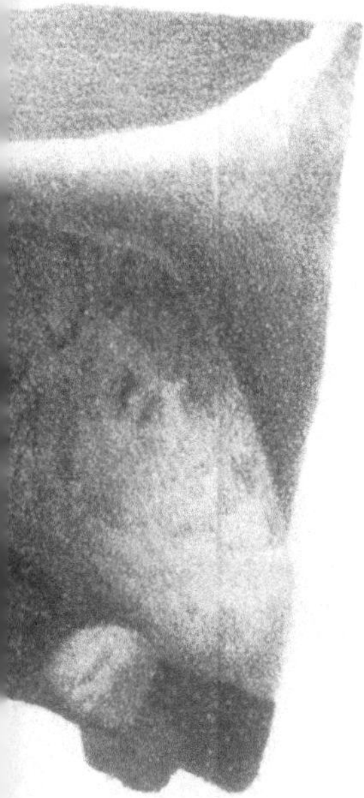

Fig. 3.

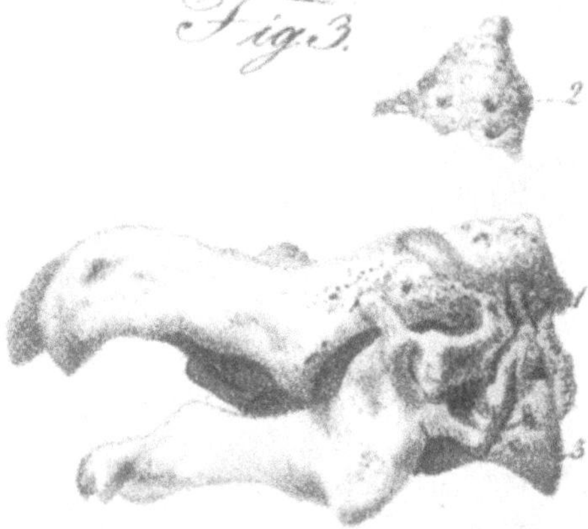

Fig. 2.

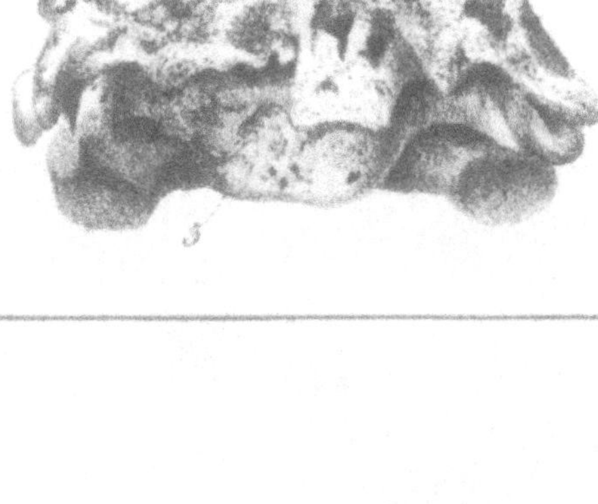

MIX
Papier | Fördert gute Waldnutzung
FSC® C083411

Zeitfracht Medien GmbH
Ferdinand-Jühlke-Straße 7
99095 Erfurt, Deutschland
produktsicherheit@kolibri360.de